新发急性呼吸道传染病健康管理

主编 徐超龙 梅文华 李德云

U0249683

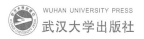

WUHAN UNIVERSITY PRESS
武汉大学出版社

图书在版编目(CIP)数据

新发急性呼吸道传染病健康管理/徐超龙,梅文华,李德云主编.—武汉:武汉大学出版社,2024.3

ISBN 978-7-307-20201-6

Ⅰ.新… Ⅱ.①徐… ②梅… ③李… Ⅲ.呼吸道感染—传染病防治
Ⅳ.R183.3

中国国家版本馆 CIP 数据核字(2023)第 181700 号

责任编辑:胡 艳 责任校对:李孟潇 版式设计:马 佳

出版发行:**武汉大学出版社** (430072 武昌 珞珈山)

(电子邮箱:cbs22@whu.edu.cn 网址:www.wdp.com.cn)

印刷:武汉邮科印务有限公司

开本:787×1092 1/16 印张:12.25 字数:201 千字 插页:2

版次:2024 年 3 月第 1 版 2024 年 3 月第 1 次印刷

ISBN 978-7-307-20201-6 定价:57.00 元

《新发急性呼吸道传染病健康管理》
编委会

前　　言

随着全球一体化进程的加快，在人口流动增加、国际贸易和旅游业快速发展、环境加剧变化等因素的影响下，复杂的健康问题及其所带来的公共卫生危机频繁发生，严重威胁人类健康。日渐频发和日益严峻的传染病公共卫生危机，不仅给人类生命安全和健康、社会稳定带来重大威胁，也给传染病防控带来巨大挑战。21世纪以来，城市人口猛增、居住以及生态环境不断恶化、战乱、国际交流往来频繁，人口流动增加等多种因素，均助长了传染性疾病的发生和传播，新发、再发传染病不断涌现，出现了跨地区、跨人群、跨季节性的分布和流行特点，且呈现出逐年扩增的趋势。新发传染病是指在人群中新出现的或过去存在于人群中，但其发病率突然增加或地域分布突然扩大的，往往导致地区性或全球卫生问题的传染性疾病，其中新发急性呼吸道传染病因疾病负担严重，有可能引发大流行而备受关注。近年来，对人类危害较大的新发急性呼吸道传染病主要有SARS、人禽流感、甲型H1N1流感、MERS、COVID-19等。

新发急性呼吸道传染病是指由新种或新型病毒等病原微生物主要通过鼻腔、咽喉、气管等呼吸道感染并侵入机体引起的传染病。此类传染病暴发初期，由于对其病原体、变异性、中间宿主、传播途径、传播速度、潜伏期、传染性、致病性及人群易感性等缺乏认知，病例诊疗和疫情防控工作较为困难，往往造成较大的健康生命损失，也容易引起社会恐慌。由于新发急性呼吸道传染病具有新发性、传播快、途径多、范围广以及难控制等特点，人群对新发传染病的免疫不强，一旦出现病例，容易造成大范围的传播，严重危害人类的身体健康，引起社会恐慌。因此，有效控制新发急性呼吸道传染病的流行便成为传染病防控工作中的重中之重。

健康管理在应对全球重大公共卫生和人类健康问题上具有重要作用，健康管理将人类、社会和环境联系起来，可以帮助解决全方位疾病控制问题，从疾病预防出发，将监测、检测、防范、应对和管理结合起来，并改善和促进健康及可持续性。健康管理可应用于社区、区域、国家和全球等多个层面，并依赖于共享和有效的治理、沟通、协作和协调，从而推进公平和全面解决方案的提出与实施，以便更好地预防、预测、发现和应对全球健康威胁，并促进可持续发展。

新发急性呼吸道传染病具有传播速度快、人传人等特点。主要传播途径是飞沫传播和密切接触传播，人群普遍易感。控制传染源、切断传播途径、保护易感人群，是防控新发急性呼吸道传染病疫情的有效手段。戴口罩、勤洗手、少聚集对个人防护极其重要。在应对呼吸道传染病疫情的防控斗争中，疾病预防控制体系作为保护人民健康、保障公共卫生安全、维护经济社会稳定的重要保障，以高度的政治责任感和使命感，发挥专业优势，立足科学预防、精准施策，在制定和完善防控策略、开展科学防控等方面献计献策。

本书由珠海市卫生健康局组织珠海市疾病预防控制中心专业技术人员主要依据《中华人民共和国突发事件应对法》和《中华人民共和国传染病防治法》等法律法规，以及传染病防控文件、通知、意见和工作指引，结合实际工作经验总结编写而成。内容涵盖了传染病防控的组织管理、人员防护、消毒技术、重点和特定场所防控等相关知识。本书对常见新发急性呼吸道传染病病原体的认识、传播途径、流行特征、临床表现、防控措施和知识等方面进行了科学、专业、通俗易懂的阐述。本书中的新发急性呼吸道传染病防控技术方案，旨在指导和帮助各管理部门及各单位规范化、系统化地做好新发急性呼吸道传染病防控工作，同时也是广大医疗卫生工作者和群众做好传染病防控工作的得力助手。

由于对新发急性呼吸道传染病认识的不足和时间仓促，书中难免会出现错漏，敬请批评指正。随着科学认识的不断深入，本书将不断地予以修订、补充和完善。

编　者

2023 年 12 月

目　　录

第一章 概　　述

第一节　新发急性呼吸道传染病健康管理概述

新发传染病(Emerging Infectious Disease，EID)是指新出现的、再度肆虐的或死灰复燃的传染性疾病。随着全球一体化进程加快，人与人、人与动物之间的接触更为频繁，极大增加了新发传染病的传播概率。20 世纪 70 年代以来，几乎每年都有新发传染病出现，给人类造成了巨大威胁，已成为全球公共卫生领域的重点关注问题。广义的新发传染病包含两类疾病：新发生的传染病以及重新出现的传染病。狭义的新发传染病仅指由新发现的病原体所致的传染病。大多数学者将近 30 年来由新发现的病原微生物所引起的传染病界定为新发传染病；我国学者通常将 20 世纪 70 年代以来发现的传染病界定为新发传染病。自 1972 年以来，全球已发现 40 余种新发传染病，其中 30 余种已出现在我国，且预计以后新发传染病有逐渐增多的趋势。

随着全球一体化进程加快，在人口流动增加、国际贸易和旅游业快速发展、环境加剧变化等因素的影响下，复杂的健康问题及其所带来的公共卫生危机频繁发生，严重威胁人类健康。由于人群普遍缺乏针对新发急性呼吸道传染病特异性的免疫力，极易引起大范围传播，造成社会公众的不安和恐慌，严重影响社会稳定和经济发展，成为世界性的重大公共卫生问题。日渐频发和日益严峻的传染病公共卫生危机，不仅给人类生命安全和健康、社会稳定带来重大威胁，也给新发急性呼吸道传染病防控带来巨大挑战。

近几十年来，随着人类疾病谱的变化，健康危害影响因素复杂多样，新冠

1

病毒感染等新发急性呼吸道传染病不断出现，使得有限公共卫生资源与持续增长的人民健康需求之间的矛盾日益突出，给新发急性呼吸道传染病防控带来严峻挑战。21世纪以来，城市人口猛增，生态环境不断恶化以及战乱、国际交流往来频繁，人口流动增加等多种因素均为传染性疾病的发生和传播创造了有利条件，新发、再发传染病不断涌现，出现了跨地区、跨人群、跨季节性的分布和流行特点，且呈现出逐年扩增的趋势。新发传染病是指在人群中新出现的或过去存在于人群中，但其发病率突然增加或地域分布突然扩大，往往导致地区性或全球卫生问题的传染性疾病。其中，新发急性呼吸道传染病因疾病负担严重，有可能引发大流行而备受关注。近年来，对人类危害较大的新发急性呼吸道传染病主要有 SARS（Severe Acute Respiratory Syndrome）、人禽流感、甲型 H1N1 流感、MERS（Middle East Respiratory Syndrome）、COVID-19（Corona Virus Disease 2019）等。

新发急性呼吸道传染病是指由新种或新型病毒等病原微生物主要通过鼻腔、咽喉、气管等呼吸道感染并侵入机体引起的传染病。此类传染病暴发初期由于对其病原体、变异性、中间宿主、传播途径、传播速度、潜伏期、传染性、致病性及人群易感性等缺乏认知，会给病例诊疗和疫情防控工作带来困难，往往造成较大的健康生命损失，也容易引起社会恐慌。2003年，由 SARS 冠状病毒引起的重症急性呼吸综合征暴发迅速传播到 29 个国家和地区，全球报告病例 8098 例、死亡 774 例。2009 年，一种首发于北美的新甲型 H1N1 流感病毒导致了 21 世纪的第一次流感大流行。2020 年暴发的新冠肺炎作为新发急性呼吸道传染病，是最近几年全球范围内危害最大、影响范围最广的突发公共卫生事件之一，严重威胁着人类的身体健康和生命安全。

健康管理对于解决全球重大公共卫生和人类健康问题尤为重要，健康管理将人类、社会和环境联系起来，可以帮助解决全方位疾病控制问题，把疾病预防到监测、检测、防范、应对和管理结合起来，并改善和促进健康及可持续性。健康管理可应用于社区、区域、国家和全球等多个层面，并依赖于共享和有效的治理、沟通、协作和协调，从而推进公平和全面解决方案的提出与实施，以便更好地预防、预测、发现和应对全球健康威胁，促进可持续发展。

一、新发急性呼吸道传染病概况

(一)概念及分类

新发急性呼吸道传染病是指由新种或新型病原微生物主要通过鼻腔、咽喉、气管等呼吸道感染并侵入机体引起的传染病。此类传染病暴发初期由于对其病原体(病毒、细菌、支原体、衣原体等)、变异性、中间宿主、传播途径、传播速度、潜伏期、传染性、致病性及人群易感性等缺乏认知,会给病例诊疗和疫情防控工作带来困难,往往造成较大的健康生命损失,对人类健康构成重大威胁,并容易引起社会恐慌,严重影响社会稳定。

新发急性呼吸道传染病广义上可分为两类:

1. 已经绝迹或控制住,但现在又在全球许多地方重新出现的传染病;

2. 以前没有,而现在新出现的传染病。近年来对人类危害较大的新发呼吸道传染病主要有:SARS、人禽流感、甲型 H1N1 流感、MERS、新型冠状病毒感染等。

(二)流行特点

新发急性呼吸道传染病的发生和发展具有高度不确定性和复杂性,是一类重要的"突发原因不明的传染病",具有病毒基因机构变异大、类型复杂、传染性强、传播途径多、传播速度快、人群普遍易感、流行区域广泛等特点,极易造成暴发流行甚至大流行。加之疫情初期人们对新发急性呼吸道传染病病原特征、传播因素和流行规律等方面尚缺乏足够的认识,尚未找到特异性预防和治疗方法,给预防、诊断、控制、治疗、康复等带来巨大挑战,使得新发急性呼吸道传染病成为危害最大的新发传染病之一,一旦发生,常常防不胜防,给人民群众的身体健康、社会经济发展,甚至社会稳定与社会安全带来威胁。新发急性呼吸道传染病的流行特点主要表现在以下几方面:

1. 病原体复杂。新发急性呼吸道传染病病原体以病毒为主,种类多样,不仅有未知病原体,也有已知病原体的新亚型,其病原学特征为未知,且有不断变异的可能性。人群普遍对其缺乏免疫力,给疾病的早期发现、防控和早期诊治带来严峻挑战。

2. 传染源复杂。新发急性呼吸道传染病传染来源至少有 3/4 来自动物，如猪、禽等家畜，或蛇、狸、猴、鼠等野生动物，发现、追踪和识别难度大，这给病原体溯源和疾病防控带来挑战。新发急性呼吸道传染病可通过人与人之间传播、动物与人等方式传播，隐性感染者及病原携带者传的传播危害更加隐蔽，由于新发急性呼吸道传染病的传染源广泛，因此，在预防控制过程中应注意切断传染源和保护易感人群。

3. 传播方式复杂多样。新发急性呼吸道传染病可以通过多种途径传播，其病原体既可经飞沫、飞沫核和气溶胶等空气传播方式传播，也可经密切接触方式接触传播，这给理清传播链、切断传播途径增加了难度。

4. 传染性强、传播速度快，流行区域广，不易控制。呼吸道传染病多以飞沫、气溶胶为主要传播方式，容易造成超级传播现象。

5. 感染谱复杂。不同病原体感染谱往往存在差异。如非典型肺炎以显性感染为主，而新冠肺炎在国内研究中被发现无症状感染者约占79%。隐性感染比例大的病原体，传播隐匿，给传染源发现和传播阻断带来挑战。

6. 防治难度大。由于新发急性呼吸道疾病的许多症状是非特异性的，快速诊断试验也不总是可以获得，因此，通常无法迅速明确病因。此外，可能也缺乏急性呼吸道疾病的药物性干预措施（疫苗、抗病毒药物、杀菌剂等）。新发急性呼吸道传染病往往短期内难有有效疫苗、特效药物和有效治疗方法，而且其传播容易实现、传播速度快，极易造成跨国界、跨洲界甚至全球性流行，不仅严重危及全球人民健康与生命安全，而且还会带来医疗资源不足、人道主义伤害等一系列问题，严重阻碍经济的发展，甚至威胁社会稳定。

（三）影响因素

新发急性呼吸道传染病影响因素复杂多变，不确定性因素多，预防和治理较困难。新发急性呼吸道传染病受地理、气候等自然环境因素和人员流动、生活方式、经济水平、宗教文化等社会因素的影响，其发生和发展具有高度不确定性。一方面，人们不知道新发急性呼吸道传染病会在何时、何地发生，难以发现、监测或预测。由于初期症状不明显，潜伏期较长，人们对病原体基因突变和抗原性变异认知不足相对不足，缺乏特异性的预防和诊疗方法，在预防、诊断、治疗等方面均存在一定困难，具有高度不确定性。另一方面，新发急性呼吸道传染病防控受复杂的环境因素和社会因素(文化、社会形态、经济水平等)等不确定性因素的影响较多。

新发急性呼吸道传染病的发生、发展、分布和消亡有其客观规律，既受致病性病原体进化和变异等内部因素的影响，也有自然环境因素和社会因素等外部因素的作用。各种新发急性呼吸道疾病的发病率差别很大，取决于多种影响因素。自然环境因素、社会因素等外因对新发急性呼吸道疾病的分布和结局起重要作用，主要包括环境因素、社会因素、宿主因素和病原因素等。

1. 环境因素：包括环境状况(例如空气污染物、室内拥挤程度、湿度、室内卫生、季节、温度等)、医疗卫生保健服务环境和控制传播及预防感染公共卫生措施的可及性和有效性(例如疫苗、卫生保健机构的可及性和隔离能力等)以及与家养或野生的动物或禽类共享同一个环境等；

2. 社会因素：包括经济发展和土地利用方面的变化、国际旅游和贸易的增长、新技术和产业的影响；

3. 宿主因素，人类人口学特征和行为的改变，例如年龄、吸烟情况、宿主的传染性大小、免疫状况、营养状况、既往感染过或伴有其他病原体感染、身体基础状况；

4. 病原因素：病原微生物的适应和进化等，包括传播方式、传染力、毒力因素(例如基因编码毒素)和微生物量(接种量)。

二、建立和完善新发急性呼吸道传染病监测预警系统

早期识别、报告并监测可能引起关注的新发急性呼吸道疾病病例，是管理控制方面的重要措施。多年来，我国已将传染病监测和预警工作纳入传染病防治和突发公共卫生应急的法律法规。

(一)建立多系统、多部门、多层级的传染病监测预警机制及平台

单一的数据来源监测较难反映疫情的实际情况，应尽可能实现多系统、多部门、多层级资源的实时共享，打通各系统、各部门、多层级间数据壁垒，采集与

5

整合相关部门数据，开展新发急性呼吸道疾传染病监测预警工作。

（二）建立重点场所常规监测与应急保障机制

在养老院、学校、托幼机构、监狱等一些特殊场所开展常规症状监测工作，提高发现新发急性呼吸道传染病苗头的概率。这些特殊场所较为封闭，一旦暴发新发急性呼吸道传染病，后果严重，应建立相应的症状监测系统；药店、医院药房应建立处方监测系统，可对不同种类症候群药物的销售情况进行常态化的监测；对大型活动要建立急性呼吸道传染病症状监测常规应急保障机制，以便快速调整监测方案并投入使用，节省时间成本和人力、物力、财力。

（三）建立症状监测系统

新发急性呼吸道传染病可在短时间内从某一个国家或地区迅速蔓延至全球，造成大流行。因此，建立和发展呼吸道传染病监测预警技术，提高呼吸道传染病尤其是急性呼吸道传染病监测预警系统的能力迫在眉睫。

症状监测又称症候群监测，是指持续、系统地收集患者临床确诊前出现的症候群信息，并对这些信息进行分析，例如发热、腹泻等呼吸道症状。广义上症状监测还包括其他非特异信息，如非处方药销量、急诊室患者主诉、学校缺勤率、工厂缺勤率等，分析非特异信息与疾病之间的联系，探测疾病波动是否异常。由于症状监测采集的信息来自多种数据源，且通常早于临床明确的诊断信息，所以比传统的监测方法可能具有更高的及时性和敏感性，有助于快速预警公共卫生事件。因此，症状监测作为传统监测的有效补充，已在公共卫生界得到越来越多的关注。

症状监测系统的监测对象主要包括医院、社区诊所、药店、病原学检测机构、哨点机构、急救中心、学校、气象环境、卫生热线记录和媒体信息等，一旦发生呼吸道传染病，各部门能够充分整合各个渠道的资源进行监测。

三、医疗机构感染控制指导原则

不同国家以及同一个国家内部的不同卫生保健机构的条件和复杂程度都是不同的。政策制定者和卫生管理者应根据卫生保健机构的特点制定适合的、符合成本效益的策略，并且所制定策略应该具备可持续并逐步完善的潜力。在新发急性呼吸道传染病患者医疗过程中，基本的感染控制措施包括：早期发现和快速诊断患者，在所有患者中采取常规的感染控制预防措施(标准预防)，在部分患者中采取额外的预防措施(例如根据推断性诊断)，为卫生保健机构建设感染控制基础设施，以支持感染控制工作。卫生保健机构的感染控制策略通常基于以下类型：

(一)减少/消除传染源

卫生保健机构中被感染的患者是病原体的主要来源，减少或消除传染源导致的病原体传播显得至关重要。减少和消除传染源的措施包括宣传呼吸道卫生/咳嗽礼节和患者通过治疗消除传染性。早期识别、隔离、报告并监测可能引起关注的急性呼吸道疾病病例是管理控制方面的措施。在卫生保健机构和国际社会，这些措施对于预防可能引起关注的急性呼吸道疾病扩散具有重要意义。应优先建立一套方法，以确保对潜在大流行急性呼吸道疾病患者的早期识别和调查。建立以医院为基础的传染病监测系统和公共卫生传染病监测系统之间的联系。

(二)管理控制措施

卫生保健机构管理层应保证实施感染控制措施所需的资源，包括：开展具有可持续性的感染控制基础设施建设，开展可持续的感染控制行动，制定明确的政策来早期识别可能引起关注的急性呼吸道疾病病例，实施合理的感染控制措施(例如，在所有患者中实施标准预防)，常规供应物资和组织服务(例如，制定患者分诊制度和处置程序)。卫生保健机构管理层还应制订人力资源计划，确保患者和卫生保健工作人员的比例维持在充足的水平，对工作人员提供培训，建立员工健康规划(例如，疫苗接种和预防)，以提高卫生保健机构的整体健康水平。

(三)加强环境卫生：环境通风控制措施

新发急性呼吸道传染病可通过密切接触、间接接触等多种途径进行传播，因此应加强室内通风，保持合理的空气流通性，定期进行室内用紫外线照射，地面、桌椅用含氯的消毒剂进行擦拭，预防细菌滋生和传播。自然通风的原理是通过自然力量，如风力和热浮力，促使并加强室外空气从一端开口向另一端开口流动，从而获得理想的每小时换气次数。一个设计良好、通风良好的房间能有效清除污染空气，房间中传染性飞沫核浓度的降低能减少个体感染的风险。

这些措施包括：降低空气中传染性呼吸道气溶胶(例如，飞沫核)的浓度，根据传染病的流行病学特点，减少被污染的表面和物品。针对传染性呼吸道气溶胶的基本工程学控制措施包括：足够的环境通风(每小时换气次数≥12)和患者间隔距离(>1米)。对于通过接触传播的传染性病原体，清洁和消毒被污染的物品和表面是重要的环境控制措施。

(四)环境控制：清洁和消毒

引起新发急性呼吸道传染病的病毒在环境中存活时间不等(从几小时到几天)，可以通过清洁减轻环境的生物负荷，使用医院标准消毒剂灭活传染性病原体。环境清洁和消毒的目的是消灭病原体，或大大减少受污染的表面或物体上病原体的数量，从而切断传播链。消毒是杀死微生物(不能杀死芽孢)的物理或化学方法。

1. 清洁必须在消毒之前进行。如果没有先清除有机物质(患者的排泄物、分泌物、污垢以及泥土等)，物体或表面不能消毒。

2. 遵守清洁程序，避免引发气溶胶。仅仅这个过程就能显著减少环境的生物负荷。

3. 遵循生产商对于使用、稀释消毒剂、接触时间和消毒剂处理方面的建议。

4. 引起急性呼吸道疾病的病毒和细菌可被一系列消毒剂灭活。但在一些国家，监管部门会控制供医院使用的消毒剂的种类。常用的医院消毒剂包括：次氯酸钠(家用漂白剂)、酒精、酚类化合物、季胺化合物、过氧化物等。

(五)个人防护装置

上述策略降低了暴露于病原微生物的风险，但没有彻底消除传播风险。因此，为了进一步降低卫生保健工作者和患者周围人群的感染风险，在可能造成病原体传播风险上升的特殊环境下，需要在上述策略的基础上增加个人防护装置。在专门针对感染控制的政策和操作中，应对个人防护装置的使用详细界定(例如，隔离预防措施)。个人防护装置是否有效取决于是否有足够的物资常规供应、人员培训是否充分、手卫生操作是否合理以及人们是否采取正确的行为。

上述控制措施之间相互关联，共同发挥作用，构建一个安全的机构环境，这也是安全行为的基础。

(六)开展健康教育宣传活动

健康管理观念提倡全民参与健康，应当有计划、有组织地开展社区居民健康宣教活动，利用现代信息技术，例如微博、微信等公众平台加大新发急性呼吸道传染病防控知识健康教育宣传活动，宣传呼吸道卫生/咳嗽礼节，所有具有新发急性呼吸道症状者均应执行传染源控制措施等。定期对社区内开展防控知识讲座，让社区居民加深对新发急性呼吸道传染病的认识和了解，并将这些知识转化为促进健康管理的自觉行动。

(七)预防措施

预防是最符合成本效益的公共卫生策略，能够有效低疾病的发生和经济负担。"预防为主"是我国卫生健康工作的一贯方针，这是经过实践反复证明的治国安邦的宝贵经验，也是我国未来发展必须坚持的重要策略。为了实现对新发急性呼吸道传染病的全面控制，要按照"预防为主、防治结合"的原则，严格落实早发现、早报告、早隔离、早治疗，切实加强三级预防措施。

1. 一级预防：在呼吸道传染病高发季节，应加大对新发急性呼吸道传染病的宣传力度，加强居民个人防护的预防指导和疾病健康知识宣传，倡导群众养成文明健康的生活方式和卫生习惯，强化日常生活管理。

(1)强化环境卫生。在日常生活中，注意保持室内卫生干净整洁，定期开窗通风，保持合理的空气流通，及时采取有效的消毒措施，防止细菌及病菌的滋生和繁殖。

(2)养成良好的生活习惯。平时要讲究卫生，勤洗手，多喝温热水，保持良好的饮食习惯，养成良好的生活行为，劳逸结合，注重提升免疫力。比如，根据天气及气温变化，适当增减衣物，减少去人群密集场合的次数。

(3)加强身体锻炼。鼓励所有人员尤其是易感人群加强身体锻炼，注重提高自身免疫机能，做好自身防护，积极预防新发急性呼吸道传染病的发生，以此达到预防传染疾病的目的。

（4）加强预防接种。对于易感人群进行预防接种，因为新发急性呼吸道传染病具有一定的季节性，可在传染病多发季节前进行接种预防，控制疾病的发生。

（5）加强健康教育宣传。做好健康宣教工作，使人们充分了解呼吸道传染病的发病原因、传播途径以及防控措施，从而有效预防和控制传染病的传播。增强自身防范意识宣传，提升易感人员的自我管理管理水平。若是发现伴有呼吸道传染疾病行为，则应在第一时间内入院治疗，避免病情加重和疫情扩散，并采取有效的防护及隔离措施，加强对感染者疾病知识的宣教，提高感染者的自我管理能力。

2. 二级预防：在相关医院设立疾病预检分诊台和发热门诊，基层医疗卫生机构设置发热哨点，划分相关污染区、清洁区和缓冲区，做好发热患者的排查、登记、报告、转诊等工作。

3. 三级预防：加强重点人群的健康管理，对已经出现感染症状的患者应积极地诊断和治疗，做好患者健康管理工作，预防疾病蔓延扩散。

（八）控制措施

由于新发急性呼吸道传染病呈现出传播速率高、范围广的特点，若发现人员伴有呼吸道感染疾病的行为，应及时创建一套合理有效的控制体系。新发急性呼吸道传染病流行期间，管理和环境控制措施在降低新发急性呼吸道传播方面具有重要意义。早期发现、隔离和报告以及感染控制基础设施建设，是控制和降低可能对公共卫生构成严重威胁的病原体传播的关键要素。

1. 隔离：呼吸道传染病患者也是传染源，故医院在治疗期间发现伴有呼吸道疾病相关临床体征时，应及时展开全方位的隔离措施，防止患者与外界人员及环境的接触，所有人员执行隔离控制，杜绝病菌的传播，从源头避免呼吸道传染疾病的传播。

2. 追踪密接人员：由于呼吸道疾病患者在诊治前后会接触一些人员，使得一些人员在不知晓的情况下，可能携带呼吸道疾病病菌，因此，需要全面排查这些密接人员的追踪工作；也就是说，应在第一时间内控制传播范围，有针对性地跟踪密接人员，做好该类人员的追踪及控制工作，及时切断传播路线；对于密接人员，还应采取全方位、多角度的观察、检测工作，便于在第一时间内排查确诊人员，给予相应控制及治疗；防控工作应全面跟进，根据实际情况作相应的调整和改进。

3. 着重治疗伴有病原菌患者：对于呼吸道感染疾病患者，因其体内携带大量的病原菌，为确保患者生活质量、提升临床治愈率，应及时创建明确的药物治疗措施，必要时应采取抗生素治疗。

4. 保护易感人群：易感人群泛指免疫力水平低下人员，如老年人、婴幼儿、儿童等。根据呼吸道疾病的高发性和危险性特点，在该疾病多发季节，应重点保护易感人群，采取疫苗接种的方法，或者是根据疫情实际传播情况，采取应急性接种或是预防性措施。

5. 环境控制措施：足够的通风和合理的患者安置，在新发急性呼吸道传染病的控制过程中显得格外重要，是帮助卫生机构降低与卫生保健相关的呼吸道病原体传播的关键措施。通过自然通风和/或排气风扇来促进卫生保健机构的通风状况，是非常重要的感染控制措施。

6. 环境处理：为避免病原菌的肆虐繁殖，应改善环境。对呼吸道疾病患者，要做好卫生清洁工作，时刻保持环境的干净整洁，最大化避免病原菌的滋生，防止呼吸道疾病患者人数增多。

四、健康管理

随着全球一体化加速，人口流动不断增加，气候变暖和环境变化不断加剧，疾病的传播途径更为多元化。单一学科已无法有效地解决复杂的公共卫生问题。大健康(One Health，又称全健康)提倡在地方、区域和全球三个层面上开展跨学科、跨部门、跨领域的协作，探索人、动物和环境的复杂交错关系，从整体和系统的视角提出人兽共患病的预防控制策略。

(一)健康管理概念

1. 大健康：为了在全球统一推广使用"大健康"(One Health)理念，促进健康可持续发展，由联合国粮食及农业组织(Food and Agriculture Organization of the

United Nations，FAO），世界动物卫生组织（World Organization for Animal Health，OIE），联合国环境规划署（United Nations Environment Programme，UNEP），WHO全健康高级别专家委员会（One Health High Level Expert Panel，OHHLEP）于2021年12月1日发布了大健康的最新定义：大健康是一种综合的、增进联合的方法，目的是可持续地平衡和优化人类、动物和生态系统的健康。认为人类、家养和野生动物、植物以及更广的环境（包括生态系统）的健康是紧密联系和相互依赖的。动员社会不同层面的多个部门、学科和社区共同努力，促进福祉，并应对健康和生态系统的威胁，同时满足对清洁水、能源和空气、安全和营养食品的共同需求，采取应对气候变化的行动，促进可持续发展。

大健康是一种综合的、增进联合的方法，目的是可持续地平衡和优化人类、动物和生态系统的健康。人类-家养和野生动物、植物-环境（包括生态系统）三者的健康是紧密相关，同时受到社会因素影响，从而使其以更广的视角开展全方位的疾病控制，包括从疾病预防到检测、防范、应对和管理的全过程，并持续改善和提升健康水平。此外，该方法通过推动社会的多个部门、交叉学科、跨区域共同开展合作，凝聚全球、国家到社区的各个层面力量，以应对生态系统变化而造成的健康风险。

2. 健康管理：是指应用大健康的理念，对个体或群体的健康进行全面监测、分析、评估，提供健康咨询和指导以及对健康危险因素进行干预的全过程。简单来说，健康管理是以降低疾病的发生率，减轻居民的医疗负担为目的，针对个体和群体进行健康教育，提高自我健康管理意识和水平，有效达到控制疾病发生和发展的过程。

社区健康管理是对社区内个体和人群健康状况进行全面的监测、分析和评估，针对健康危险因素进行系统干预和健康管理，并提供健康咨询和指导，从而达到有效践行新发急性呼吸道传染病三级预防的原则以及改善社区居民健康状况的目的。

（二）健康管理策略

健康管理是指对个体或群体健康风险因素进行全面监测、评估和合理限制的过程。健康管理是新时期新发急性传染病制定防控对策的指导理念，要求鼓励全民参与到健康管理过程中，发挥个体及群体的力量，成功应对突发公共卫生事件。健康管理作为一种防控疾病、促进健康的全新的理念，通过对健康危险因素进行干预这一有效手段，从干预新发急性呼吸道传染病发生和流行三个环节，即传染源、传播途径和易感人群的健康危险因素入手，科学地确认与新发急性呼吸道传染病有关的健康危险因素，并科学地减少或排除这些健康危险因素，以达到全面有效地控制传染源、切断传播途径和保护易感人群，从而降低或延缓疫情的传播和蔓延，对维护人群健康和社会稳定具有重要意义。健康管理是在维护健康、诊疗疾病的基础上，对个体或群体的健康状况进行全面检测、跟踪与指导，并建立对健康危险因素的预警系统，制定干预措施及策略，包括生活方式管理、需求管理、疾病管理、灾难性病伤管理、残疾管理和综合的群体健康管理、疾病的监测预警及决策等基本策略。

1. 生活方式管理：生活方式与人们的健康和疾病休戚相关，健康的生活方式能明显降低罹患疾病的风险。健康管理重点是一级预防，从在影响健康的风险因素出现之前就开始识别和决策，避免疾病的发生。在健康管理理论的指导下，开展维护健康、促进健康等系统服务，且帮助人群形成有利于健康的生活方式，降低风险程度，增强抗病能力的过程。健康生活方式主要包括饮食合理、不吸烟、适量饮酒、保持健康体重和定期运动等五项内容。

2. 需求管理：健康管理所采用的另一个常用基本策略是健康需求管理。健康需求管理包括自我保健服务和人群就诊分流服务等，帮助人们更好地利用医疗卫生服务和管理自己的疾病风险。健康需求管理通过帮助人们减少疾病的危险因素并采纳健康的生活方式、鼓励自我保健/干预等方式，从而帮助健康消费者维护自身健康和寻求恰当的卫生服务，控制卫生成本，促进卫生服务的合理利用，同时改善人群的健康状况。

3. 疾病管理：疾病管理是健康管理的又一主要策略。疾病管理是一个协调医疗保健干预和与病人沟通的系统，它强调病人自我保健的重要性。疾病管理支撑医患关系和保健计划，强调运用循证医学和增强个人能力的策略来预防疾病的恶化，它以持续性地改善个体或群体健康为基准来评估临床、人文和经济方面的效果。疾病管理包括疾病风险人群识别、循证医学指导、医疗卫生服务的协调运作、病人自我管理、过程与结果的预测和管理，以及定期的报告和反馈。

4. 灾难性病伤管理：灾难性病伤管理是疾病管理的一个特殊类型，它关注的是"灾难性"的疾病和伤害，或新发急性呼吸道传染病的暴发流行等。这里的"灾难性"可以是对个体或群体的健康危害十分严重，也可以是其造成的医疗卫生花费巨大(如肿瘤、肾衰、严重外伤等情形)，或传染病的大流行导致全球巨大的经济损失和社会动荡。疾病管理的特点对灾难性病伤管理同样适用。

5. 残疾管理：残疾管理的目的是减少工作地点发生残疾事故的频率和费用代价。造成残疾时间长短不同的原因包括医学因素(如疾病或损伤的严重程度、治疗方案、药物效应、康复过程、并发症等)和非医学因素(如社会心理因素、职业因素、工作压力、工作政策和程序等)。

6. 综合的群体健康管理：综合的群体健康管理通过协调上述不同的健康管理策略来为个体或群体健康提供更为全面的健康和福利管理。这些策略都是以人的健康需要为中心而发展起来的。健康管理实践中，都应考虑采取综合的群体健康管理模式。一般来说，企事业单位等需要对员工健康，社区需要对社区健康(如社区诊断等)进行需求管理；医疗保险机构和医疗卫生服务机构需要开展疾病管理；企事业单位需要进行残疾管理；人寿保险公司、企事业单位和社会福利机构会提供灾难性病伤管理等。通过健康管理消除或降低健康风险因素，对疾病早发现、早诊断、早治疗，对中晚康复期进行综合干预，控制或减少合并症、并发症、后遗症和残疾。

7. 疾病的监测预警及决策：疾病的预警与决策是实现健康管理的基本手段及方法，而有效的预警与决策建立在健康风险评估的基础上。风险评估是人类暴露在环境危害之中潜在不良健康效应的特性描述，是以科学的步骤来解析一件事物可能造成风险的形式、范围及特征的过程。健康风险评估是以循证医学为基础，对暴露于危害性因子而造成危害的估计与描述。因此，在健康管理中应用健康评估并不断完善和发展，才能实现对疾病预警与决策。

(三)健康管理实施步骤

群体性健康管理服务包括以下四个过程：

1. 健康状况监测。根据专业需求以及本区域实际情况，建立针对不同人群监测系统，对人群的健康状况，包括发病、死亡、健康影响等因素进行动态监测。

2. 评估与预警。利用流行病学和统计模型等统计分析手段，通过社区诊断、风险评估、分析报告等形式分析本地区的主要健康问题、主要健康影响因素，对健康风险进行评估，开展预测预警等工作。

3. 风险干预。针对评估发现的健康风险和关键环节进行干预，降低或消除风险隐患，达到预防和控制疾病发展或蔓延的目的。

4. 评价。对干预措施实施后的效果、效益、效用进行评价。

五、新发急性呼吸道传染病健康管理应对策略

人类、动物与环境三者是密不可分的，单一学科或组织无法应对和处理复杂的人类健康问题和重大的新发传染病公共卫生安问题，需要跨学科、跨部门、跨地区和国家间的交流与合作。近年来，大健康策略已成为国际公认的维护人类生命健康的新策略，是当前国际上公认的应对新发传染病的有效途径。大健康强调人、动物和环境的整体健康，倡导跨学科、跨部门、跨地区和国家间的合作与交流，通过有效整合医疗、兽医、环境、疾病预防控制等部门的资源力量，加强对动物、职业暴露人群和环境的监控，实现新发传染病防控关口的前移，进而解决当前公共卫生安全领域面临的诸多难题，从而保障人类、动物和环境整体健康。

大健康策略可用于解决新发传染病、抗生素耐药和食品安全等突发公共卫生事件问题，目前全球已经有许多成功的大健康实践。在当前新发传染病层出不穷、国际合作交流愈发频繁、人与动物和环境关系越来越密切的现实情况下，应基于大健康的理念和策略来制定应对新发急性呼吸道传染病防控及健康管理策略。

(一)完善防控制度体系

新发急性呼吸道传染病的全面控制要按照"预防为主、防治结合、依法科学、分级分类"的原则，切实做到早预防、早发现、早报告、早隔离、早治疗"五早"防控措施，坚持人、物、环境同防，加强重点地区、重点人群疫情防控，提高监测预警灵敏性，预防新发急性呼吸道传染病发生，及时发现散发病例和聚集性疫情，有力、有序、有效处置疫情，在最短时间、最低代价将疫情控制在最小范

围,切实维护人民群众生命安全和身体健康,最大限度统筹疫情防控和经济社会发展。当出现大范围疫情时,要充分发挥政府部门的职能,实现统一指挥,统一部署,统一控制。主要措施如下:

1. 建立完善的监测网络。连续、系统地收集和分析疾病信息,基于数据进行新发呼吸道传染病的监测,及时识别疫情并迅速实施预防控制策略。对于病原已知的新发传染病,通过监测可以早期发现病原的变异和进化、毒力基因和耐药基因的改变。目前运行较好的是 WHO 全球流感监测和应对系统,监测流感病毒的循环,在流感病毒监测数据的基础上,推荐更新流感疫苗的病毒组分,以保持疫苗的有效性,尽早检测、鉴定、跟踪异常的有可能引起大流行的毒株。对于未知病原引起的新发传染病,则应加强以医疗机构为基础的症状监测,如严重急性呼吸道感染监测、学校缺课监测和药房用药监测,及早发现某些特殊症状和临床表现的异常聚集。对于人兽共患新发传染病,尚需开展宿主动物监测,长期、连续、系统地监测其种类、密度、分布和季节变化及其携带的病原变化。

2. 改善公共卫生基础设施,人与自然和谐共处。重视饮水安全、食品卫生、环境卫生、媒介生物控制等问题。众所周知,食用野生动物促使一些病原体找到新的宿主,因此,需要保护自然环境及动物,从源头上阻止新发传染病的发生。

3. 完善联防联控机制,建立有效的疾控机构和医疗机构之间的医防协作机制。疾控机构负责现场流行病学调查、实验室诊断和防控策略的提出,医疗机构负责信息的报送、样本的采集和患者的救治。做到各负其责、职责分明、分工协作、协调一致。建立卫生和其他相关部门之间的协作机制。如前所述,一些新发呼吸道传染病大多与动物有关,其防控需要卫生与动物(农林)部门流行病学和微生物学信息共享,明确人间和动物间疫情的关系,制定综合的防控策略。对于输入性传染病,尚需建立卫生和检验检疫、航空、交通、商务甚至外交部门之间的协作机制,以共享进出疫区的入境人员信息,便于追踪和随访。

4. 在国际合作和交流中,对于有潜在引发大流行风险的传染病(如人感染禽流感),按国际卫生条例,应及时向邻国和周边地区及世界卫生组织通报疫情,以防止全球扩散。同时,应加强与国际组织间的交流与合作,广泛收集国外的疫情信息。

5. 提高快速检测能力研发和应用适宜的诊断技术。对于病原已知的新发传染病,除了加强常规的技术储备(如全基因组测序)外,还需研发适合基层应用的快速、灵敏、特异、简便的方法。针对不明原因感染,应建立高通量测序筛查技术体系,缩短病原确定的时间。对于传染病防制相关新兴交叉学科(如生物信息学、景观遗传学等)和技术,需要加大包括测序仪、大容量数据存储和运算等专用设备的硬件投入和相关的专门人才的培养。

6. 加强人员培训和科学研究,完善法律法规。加强对传染病防控人员的培训,构建稳定、专业的传染病流行病学工作队伍。深入开展流行病学研究,如流行特点、传播规律、影响因素、病原快速鉴定诊断、疫苗等。加大依法防治的力度,为疾病的防治工作提供有效的法律保证。

7. 加强智慧化城市建设。对于传染病防控,智慧城市建设已发挥了积极作用,通过网格化管理精密管控、大数据分析精准研判、移动终端联通民心、城市大脑综合指挥,构筑起全方位、立体化的疫情防控和为民服务体系,显著提高了应对疫情的敏捷性和精准度。大数据、人工智能、云计算、区块链、5G 等新一代信息技术的大量应用,为抗击疫情提供了高效服务。运用人工智能等前沿技术推动城市管理手段、管理模式是积极应对疫情新形势新挑战,精准高效做好智慧城市服务疫情防控工作的必由之路。

(二)采取有效防护措施

1. 标准预防。视所有患者的血液、体液、分泌物、排泄物及非完整皮肤黏膜均具有传染性,无论是否有明显血液或是否接触非完整的皮肤黏膜,都必须采取防护措施。多数新发呼吸道传染病潜伏期较长,且部分疾病潜伏期就有较强的传染性,还有部分感染者表现为无明显的临床症状,潜伏期(无症状)感染者外在表现的隐蔽性,使得该类人群成为最易忽视的重要传染源,也是导致疫情快速播散的重要原因之一。对该类人群的防控,疫情期应重点做到:

(1)加大宣传、管理、法制力度,促使疑似(潜在)感染者主动到医院救治或者向有关部门报告,不得故意隐瞒,避免疫情在更大范围内传播;

(2)民众思想上提高警惕,行为上加强防护(戴口罩、勤洗手、少出门、不聚会),尽量减少人员的接触;

(3)医护人员工作中严格按标准预防执行消毒隔离,对患者进行医疗护理操作时实施飞沫、接触隔离，进行气管插管、气管切开等可能产生气溶胶的操作时，按三级防护采取空气隔离，严防职业暴露导致交叉感染。

2. 患者防护。传染疾病往往传染力很强，为避免交叉感染，医院应严格规范和落实陪探制度，因病情需要留陪护者，陪护人员相对固定，每天定时监测陪护者体温等生命体征并及时上报，指导患者及家属正确佩戴合适的口罩，落实手卫生，避免互串病房，减少外出，谢绝探视。向社会加大宣传，引导、控制门诊和住院人次数，降低人群聚集度，采取网上云医院等方式开展医疗咨询，确保住院患者以急危重症为主。严格医院出入通道管理，谢绝无关外来人员入内，患者及家属就诊时必须通过门、急诊预检分诊，凭通行证进入病房，严禁未经预检分诊而直接进入病房。

3. 隔离管理。阳性患者应转移到定点救治医院或安置于隔离病房。确诊相同疾病患者可以多人同住一个病房，疑似病患则单人住单间。隔离病房患者的一切必要活动(包括诊疗活动)均在病房内完成，患者物品均视为污染物，医疗机械使用后均需消毒。疑似病例同样是高危管理对象。密切接触者需加强观察，减少与社会环境的接触，为其提供专业化的医生疾病随访指导，详细记录病情变化并在一个最长潜伏期内做好自我健康监测。病例的治疗不仅需要生理上的治疗，同时还要疏导心理上的不安和压力，消除紧张、恐惧及焦虑等不良情绪。

在需要采取隔离措施的病例中，虽然每个具体疾病的病例定义不同，但是有些通用的流行病学线索和临床线索可帮助迅速作出是否采取隔离措施的判断。

(1)流行病学线索：需要采取隔离措施的指征包括：在已知或可疑的潜伏期内，有到存在可能引起关注的急性呼吸道疾病病例的国家旅行的经历；可能职业暴露于可能引起关注的急性呼吸道疾病的病原体或新型病原体；在未采取任何保护措施的情况下，与已知或怀疑处于潜伏期的患有可能引起关注急性呼吸道疾病的患者接触；是不明原因引起的急性呼吸道疾病患者的密切接触者。后者包括接触患有急性呼吸道疾病的家庭成员。对于新型病原体，在获得更多信息后，流行病学线索可能会发生改变。

(2)临床线索：对于所有现患或死于不明原因的严重急性发热性呼吸系统疾病(如体温>38°C，咳嗽，气短)，或者其他不明原因的严重疾病(如脑病或腹泻)，但是在已知或可疑潜伏期内存在符合上述可能引起关注的急性呼吸道疾病的暴露史。

(3)与急性呼吸道疾病患者共同生活或者陪同其到卫生保健机构就诊的家庭成员可视为已经暴露于同种急性呼吸道疾病,应该评估其是否感染。

(4)严格规范消毒:采取严格规范的消毒措施是有效控制感染传播的关键措施之一。

空气消毒:勤通风换气,病房内安装空气消毒除菌净化器及紫外线灯,室内有人时可采用定向通风式空气消毒方法进行空气消毒,室内无人时可采用紫外线照射或化学消毒剂气溶胶喷雾的方法。

物品消毒:隔离病房内所有物品表面均需要进行消毒,诊疗设施、设备表面及病房内高频接触表面可以首选有效氯清洗消毒剂进行擦拭,不耐腐蚀的物体表面可用75%乙醇重复擦拭消毒2遍以上。

地面消毒:有肉眼可见污染物时,先使用一次性吸水材料完全清除污染物后消毒。无明显污染物时,则用有效氯溶液或过氧乙酸溶液对地面进行喷洒或擦拭消毒。每天1~2次,遇污染随时消毒。

防护用品消毒:一次性防护用品应按医疗废物进行处理,对于可重复进行使用的防护用品,则使用含氯消毒剂浸泡或擦拭作用30min进行消毒处理。

医疗废物的处理:所有废弃物都需要按照医疗废物进行处理,患者用过的床单、被罩、枕套用双层黄色垃圾袋包装鹅颈式扎口,集中进行清洗、消毒,做好特殊病原体标记。

手卫生:新发呼吸道传染性疾病主要通过飞沫和接触传播,手卫生是预防交叉感染最重要、最基本的措施之一。除常规洗手指征外,在穿戴防护用品前,脱防护用品前、中、后,离开病房前,外出回来时,进食前等,均需做好手卫生。

(三)应急救援管理

新发急性呼吸道传染病暴发可能导致医疗资源短时间内严重短缺、紧张,对此,统一部署、上下联动,采取对口应急救援必不可少。主要分为人员和物品应急救援管理。

1. 人员的管理:①各省市卫生健康主管部门集结医疗队,奔赴对口支援地区;②对支援人员进行规范化培训,如防护用品规范化使用、防护意识、消毒隔离制度等；③构建工作模式，如全托管模式，综合大医院的联合救治模式等；④落实病房的工作制度与流程；⑤对支援人员给予必要的关心、心理疏导和社会支持。

2. 物品的管理：对于紧缺的物资和药品，如医用口罩、防护服、隔离衣、护目镜等个人防护用品和检测试剂、医疗仪器设备、药品等，必要时实行政府统一调配管理，同时通过对口帮扶支援、发动海内外社会各界力量以捐赠、购买等多种途径来保障物品的供应。

（四）开展健康宣教活动

健康管理观念提倡全民参与健康，有计划、有组织地开展社区居民健康宣教活动，利用现代信息技术，例如微博、微信等公众平台，以及广播电视、印制宣传册、办板报、举行健康知识讲座等多种形式，普及新发急性呼吸道传染病的防控知识，提升社区居民对新发急性呼吸道传染病危害及预防知识的认知水平，使其能够掌握简单有效预防手段和控制措施，并将这些知识和技能转化为促进健康的自觉行动。进行有效信息沟通，教育社区居民在保持一定警惕的同时消除不必要的恐慌心理。及时向社区居民通报疫情防控信息，适时做好社区居民的心理安抚，稳定其情绪。大力开展群众性爱国卫生运动，动员各行各业和非政府组织投入疾病防控工作中。加大对学校、托幼、医院等人员密集场所的消毒力度，彻底切断病原体通过这些途径传播，做到不留卫生死角。培养良好的个人卫生习惯，自觉做好自我隔离，管理好自己的健康，保护自己也就是保护他人。

（五）疫苗接种及研发抗病毒药物等措施

疫苗接种是预防新发急性呼吸道传染病的有效方法，是比较有针对性的防控技术手段。但疫苗的研发需要时间，尤其对于新发急性呼吸道传染病，早期并无特异性的疫苗来控制传染病的蔓延。此外，疫苗的有效性、安全性、产能等都是制约因素。疫苗研发至上市需要较长的时间，因此不排除此期间病毒发生变异的可能性。

目前人类对疾病变化规律的认识还充满着变数和未知，包括病原体的传播性、变异性和致病性等，研制特效药物需要组织科研团队进行集体科研攻关，新药研制出来后还要经过漫长的临床试验期，而这将要耗费大量的时间和资金。由于生产能力、副作用及病原体可能已发生变异而产生耐药性、高昂的价格、优先使用人群可能产生的伦理学问题等，都限制了药物的群体防御作用。

六、新发急性呼吸道传染病分级分类防控模式

对于新发急性呼吸道传染病疫情要压实社区(村)属地、部门、单位、个人责任，健全社区(村)疫情防控工作体系，推进联防联控、协同防控工作机制。坚持"预防为主、防治结合、依法科学、分级分类"的原则，实现防控和疫情应急处置有机结合、快速转换。在未发生本土疫情时，要切实落实常态化疫情防控各项措施，一旦发生本土疫情，要尽早将社区精准划分防控区域，统筹各方面力量，实施分级分类防控管理措施。

针对疫情发生发展的不同阶段，根据社区(村)疫情防控的具体形势，因时因地制宜，科学划定风险等级区域和社区防控区域，分别采取有针对性的分级分类防控策略并适时进行策略的调整，严格实施宣教、排查、管控、关爱等分级分类管理等防控措施，牢牢守住社区防控第一道防线，严防疫情输入和外溢，有效遏制疫情在社区的扩散和蔓延，将疫情对人民群众健康和生活造成的危害控制在最小范围。

(一)社区(村)未发生疫情时的防控措施

当社区(村)未发生新发急性呼吸道传染病疫情时，应坚持"预防为主、防治结合"结合的原则，实施常态化精准防控各项措施，采取以"严防输入"为主的综合性防控策略及措施，延缓疫情传入社区。健全社区(村)疫情防控工作体系，以社区(村)民委员会及其公共卫生委员会为基础，落实社区网格化管理综合防控措施，做到健康教育、健康监测管理、管控、督导、关爱"五个到位"，守牢疫情防控第一道防线。

1. 健康教育。广泛开展健康教育，宣传新发急性呼吸道传染病防控的相关知识，提高社区居民尤其是学校、托幼机构学生的自我保护意识。进行有效的信息沟通，引导社区居民以正确的态度对待可能发生的疫情。通过广播、电视、宣传栏(标语)、网络等多种媒体宣传形式，持续开展宣传教育和健康促进，加强

防控政策、防疫知识宣传，增强居民自我防护意识，引导养成勤洗手、常通风、戴口罩、"一米线"、使用公勺公筷等良好卫生习惯。大力宣传和倡导移风易俗，引导居(村)民不大办婚丧嫁娶，尽量少摆席、少串门、少走动，减少人群聚集。

2. 加强健康监测管理。加强社区卫生服务中心急性呼吸道传染病预检分诊点的相关监测工作，全面开展社区(村)人员摸排管理，做好重点人员、节假日期间返乡人员的信息登记和健康监测，重点加强疫区归来人员的症状监测，掌握第一手资料，及时分析并预警可能发生的疫情。督促落实个人防护措施。加大城乡接合部地区，特别是人口倒挂村人员排查力度，加强与公安等部门的配合，做实出租房屋和租房人员登记和管理。

3. 强化人员管理。实施全人口管理，发动社区掌握疫区归来人员的基本情况，督促其在疾病潜伏期内实行居家观察，由社区医生进行随访。在疫区归来人员及协查管理对象中发现病例时，给予必要的治疗并及时上报，组织开展病例密切接触者排查工作，对外流密切接触者实施通报协查，对本地密切接触者实施居家管理医学观察，做好居家医学观察人员健康监测，坚持人防和技防相结合，确保居家医学观察人员"足不出户"，并加强健康监测和宣教指导。

4. 加强重点场所和重点机构管理。督促指导社区(村)内的单位、经营场所落实主体责任，落实防疫措施。对社区(村)内的民宿、餐馆、超市以及养老驿站、幼儿园、学校、农贸(集贸)市场、宗教活动地等聚集性公共场所，坚持管理责任到人，落实佩戴口罩、通风消毒等防疫措施。建立环境动态监测机制，定期对社区(村)的农贸(集贸)市场、公共卫生间、养老院、企业车间、集体宿舍等重点场所、重点部位进行环境标本采集和检测。

5. 环境整治。深入开展爱国卫生运动，强化环境卫生整治，进一步规范垃圾清运处理和污水排放，消除卫生死角。扎实做好消毒消杀，加大公共厕所、垃圾桶站、健身器材等重点区域、重点部位消毒频次。积极动员社区、学校、企事业单位大力开展防控新发急性呼吸道传染病的群众性爱国卫生运动，搞好环境卫生，养成良好的个人卫生习惯，管理好自己的健康。

6. 做好社区关爱服务。做好居家观察人员的管理服务，积极回应居家观察人员合理诉求，由街道(乡镇)为其提供基本生活保障。重点加强对失能或独居老人、留守老人和留守儿童、散居孤儿、困境儿童、残疾人、孕产妇、特殊困难群体以及低收入家庭的关心关爱。做好生活保障、情感抚慰和心理疏导工作。要将居家医学观察人员、治愈人员和集中隔离医学观察人员家属、医务人员家属纳入服务范围，帮助其解决生活困难。

7. 做好防疫储备。以社区(村)为单位做好口罩、体温计、消毒液等基础性防疫物资储备。如立足冬春季防疫特点，备足棉服等防疫物资，鼓励村民家庭储备适量防疫物品。社区(村)要建立和完善应急预案，组织开展经常性实战演练，提升应急处置能力。

(二)社区(村)散发疫情时的防控措施

在社区(村)未发生疫情时防控措施的基础上，重点强化以下措施。坚持"预防为主、防治结合、依法科学、分级分类"的原则，实现常态化精准防控和疫情应急处置有机结合、快速转换，主要采取以"外防输入，内防扩散"为主的综合性防控策略及措施，及时发现输入性病例，追踪和管理密切接触者，阻止疫情的传播和蔓延。

1. 疫情处置。对于发现确诊病例和无症状感染者的小区(村)，立即按照要求落实最小单元管控。做好病例、无症状感染者的隔离控制和转运准备工作，对密切接触者进行医学观察。配合专业机构开展流行病学调查、核酸检测、健康监测、环境采样检测以及终末消毒等工作。

2. 风险区域管控。根据当地政府确定的风险等级及管控范围，落实相关区域管控要求，监督辖区内的单位、营业场所落实限流、停业或缩短、调整营业时间等管控措施。

3. 环境消毒。加强室内环境和高频接触物体表面的预防性消毒，加大环境消毒频次，同时做好垃圾、粪便和污水的收集和无害化处理。

4. 症状监测。社区加强症状监测，提高医疗机构发热门诊和预检分诊制度的敏感性，提升捕获传染源的及时性。实施"检测、追踪、治疗"的3T策略(Testing、Tracing、Treatment)，落实"四早"措施，将疫情控制在早期。

5. 加大人员排查。社区卫生服务机构高度关注从有疫情地区归来或与本社区病例有直接接触的急性呼吸道症状可疑病例，联合社区物业管理组织进一步加强从有疫情地区返回人员的排查登记工作。仔细询问流行病学史，及时发现可能的输入病例及二代病例。

6. 加强健康教育和心理疏导。社区卫生服务机构要大力开展健康教育工作，宣传防病知识，引导社区居民采取积极的预防措施，消除易引起疾病流行的各种健康危险因素，提高防病的能力和意识。通过微信、短信、公众号等多种方式，及时发布防控信息和相关安排。引导居民落实个人防护、居室通风等要求。密切关注和及时回应居民诉求，共同营造良好的防控氛围，必要时，可对社区居民进行心理疏导，降低其恐慌情绪。同时做好确诊病例的隔离控制和向定点医院转诊的准备工作，对确诊病例的密切接触者实行医学观察或居家观察，以最大限度阻止疫情的扩散和蔓延。

7. 生活保障。加强与社会力量、市场主体联动，落实生活物资供应、慢性病药品配送、应急车辆调配等涉及群众基本生活服务项目的应急措施。

(三)社区(村)暴发疫情时的防控措施

在社区(村)散发疫情时防控措施的基础上，主要采取以传染源控制为主的综合性防控措施，实施"内防扩散、外防输出、严格管控"策略，减缓疫情传播，控制疫情蔓延，重点强化以下措施：

1. 加强疫情流行病学调查和报告管理。配合疾病预防控制机构开展暴发疫情的流行病学调查，确定疫情波及的范围，实施密切接触者的追踪管理及疫情的日报告和"零报告"制度。

2. 强化医疗机构诊疗管理。进一步加强预检分诊工作，引导有急性呼吸道症状者至预检分诊点就诊。

3. 加强重点场所监测管理。开展学校、托幼机构症状监测和因病缺课监测，加强对养老院等重点场所和重点人群的管理和流感样症状监测，对人员密集的企事业单位启动晨检制度。

4. 环境消毒。对疫点和可能受到病例排出病毒污染的相关场所进行随时消毒和终末消毒。

5. 加强信息沟通和健康教育。做好风险沟通工作，发挥新闻媒体传播信息和引导舆论的作用，及时向公众发布防控工作的最新信息，消除公众不必要的恐慌。通过各种途径大力开展健康教育活动，向公众普及防控知识，积极倡导手部卫生、咳嗽礼仪、社交距离和开窗通风等新风尚。

(四)社区(村)流行疫情时的防控措施

在社区(村)暴发疫情时防控措施的基础上,进一步重点强化以下措施:

1. 加强病例分类管理。对病例实行分类管理,采取以加强重症病例救治、降低病死率,减轻疫情危害为主的综合性防控措施。对病例实行分类诊治与规范管理,重症病人由定点医院集中收治,较重病人由综合医院的感染科负责收治,轻症病人以门诊和居家隔离治疗为主。

2. 加强风险评估。加强对新发急性呼吸道传染病症状的监测和流行趋势的评估,收集和报告就诊病例数、住院病例数尤其是重症病例和死亡病例情况。

3. 加强健康监测。可采取减少或限制人员流动、机关单位错峰上下班、娱乐场所停业、取消或推迟大型集会等措施,减少人员聚集,延缓疫情的蔓延。必要时采取学校、托幼机构停课措施。提供社会公共服务、人员密集的企事业单位启动健康申报制度,实行集中休假或轮休制度。同时,针对疫情流行可能给社区人群心理带来的冲击,可开展心理干预,减少或避免疫情流行对社区人群心理健康造成不良影响。

4. 加强疫区管理。一旦社区(村)发生本土疫情流行,要尽早将社区(村)精准划分为封控区、管控区、防范区等三类防控区域,统筹各方面力量,实施分类管理措施。对发生疫情流行的疫点进行封锁,对疫区实施交通检疫。

第二节　主要新发急性呼吸道传染病流行特征

新发急性呼吸道传染病具有传播速度快、人群无免疫力而普遍易感、发病率高等特点。主要传播途径通常是飞沫传播和密切接触传播。控制传染源、切断传播途径、保护易感人群,是新发急性呼吸道传染病疫情防控的有效手段。近年来,传染性非典型肺炎、高致病性禽流感、甲型 H1N1 流感、新型冠状病毒感染等呼吸道传染病已对人民群众身体健康、生命安全以及国民经济发展构成威胁。

一、新型冠状病毒感染

新型冠状病毒感染患者起病以发热为主要表现，可合并干咳、乏力、呼吸不畅等症状，亦有部分感染者无明显症状。疫情初期作为急性呼吸道传染病纳入《中华人民共和国传染病防治法》规定的乙类传染病，按甲类传染病管理。2023年1月8日起，新冠病毒感染调整为乙类乙管传染病。

目前，新型冠状病毒奥密克戎变异株已成为我国境外输入和本土疫情的优势流行株，现有研究提示，奥密克戎变异株平均潜伏期缩短，多为2~4天，传播能力更强，传播速度更快，感染剂量更低，致病力减弱，具有更强的免疫逃逸能力，现有疫苗对预防该变异株所致的重症和死亡仍有效。

(一)病原学

新型冠状病毒(2019-nCoV，简称新冠病毒)属于β属的冠状病毒，有包膜，颗粒呈圆形或椭圆形，直径为60~140nm。具有5个必需基因，分别针对核蛋白(N)、病毒包膜(E)、基质蛋白(M)和刺突蛋白(S)4种结构蛋白及RNA依赖性的RNA聚合酶(RdRp)。核蛋白(N)包裹RNA基因组构成核衣壳，外面围绕着病毒包膜(E)，病毒包膜包埋有基质蛋白(M)和刺突蛋白(S)等蛋白。刺突蛋白通过结合血管紧张素转化酶2(ACE-2)进入细胞。体外分离培养时，新型冠状病毒96个小时左右即可在人呼吸道上皮细胞内被发现，而在VeroE6和Huh-7细胞系中分离培养则需4~6天。

新冠病毒对紫外线和热敏感，56℃、30分钟下，以及用乙醚、75%乙醇、含氯消毒剂、过氧乙酸和氯仿等脂溶剂，均可有效灭活病毒，氯己定不能有效灭活病毒。

(二)流行病学

1. 传染源

传染源主要是新型冠状病毒感染的患者。无症状感染者也可能成为传染源。

2. 传播途径

经呼吸道飞沫和密切接触传播是主要的传播途径。接触病毒污染的物品也可造成感染。在相对封闭的环境中长时间暴露于高浓度气溶胶情况下，存在经气溶胶传播的可能。由于在粪便及尿中可分离到新型冠状病毒，应注意粪便及尿对环境污染造成气溶胶或接触传播。

目前证据表明，新冠病毒通过直接、间接（通过被污染的物体或表面）或密切接触感染者口鼻分泌物而在人与人之间传播。口鼻分泌物包括唾液、呼吸道分泌物或分泌物飞沫。例如，当感染者咳嗽、打喷嚏、说话或唱歌时，这些分泌物就会从口腔或鼻子释放出来。如果与感染者密切接触（1 米以内），而这些传染性飞沫进入口、鼻或眼睛时，也可能会感染新冠病毒。

病毒感染者在打喷嚏、咳嗽，或接触桌子、门把手和扶梯等物体和表面时，可能会将受感染飞沫留在这些物体的表面上。其他人可能会因触摸这些物体或表面，然后在清洁手之前触摸自己的眼睛、鼻子和嘴巴而被感染。

3. 易感人群

人群普遍易感。感染后或接种新型冠状病毒疫苗后可获得一定的免疫力，持续时间尚无定论。

（三）临床特点

潜伏期 1~14 天，多为 3~7 天。

以发热、干咳、乏力为主要表现。少数患者伴有鼻塞、流涕、咽痛、肌痛和腹泻等症状。重型患者多在发病 1 周后出现呼吸困难或低氧血症，严重者可快速进展为急性呼吸窘迫综合征、脓毒症休克、代谢性酸中毒、凝血功能障碍及多器官功能衰竭等。部分重型、危重型患者可为中低热，甚至无明显发热。部分病例不典型，表现为呕吐、腹泻等消化道症状或仅表现为精神差、呼吸急促。轻型患者仅表现为低热、轻微乏力等，无肺炎表现。少数患者在感染新型冠状病毒后可无明显临床症状。

多数患者预后良好，少数患者病情危重，多见于老年人、有慢性基础疾病者、晚期妊娠和围产期女性、肥胖人群。部分儿童及新生儿病例症状可不典型，表现为呕吐、腹泻等消化道症状或仅表现为精神弱、反应差、呼吸急促。极少数儿童可有多系统炎症综合征，出现类似川崎病或不典型川崎病表现、中毒性休克综合征或巨噬细胞活化综合征等，多发生于恢复期。主要表现为发热伴皮疹、非化脓性结膜炎、黏膜炎症、低血压或休克、凝血障碍、急性消化道症状等。一旦发生，病情可在短期内急剧恶化。

二、甲型 H1N1 流感

20 世纪全球发生了 4 次流感大流行，分别是 1918—1919 年由甲型 H1N1 病毒引起的西班牙流感，1957 年由甲型 H2N2 病毒引起的亚洲流感，1968 年由甲型 H3N2 病毒引起的香港流感，以及 1977 年由甲型 H1N1 病毒引起俄罗斯流感。

21 世纪流感病毒引起两起疫情。一是 2009 年由新的甲型 H1N1 病毒引起的新甲型 H1N1 流感，病毒的 8 个基因片段来自禽源、人源和猪源。其二是猪流感病毒 H3N2 变异体引起的流感，2011 年 8 月至 2012 年 4 月间，美国报告了 13 例该型流感病人，病毒 7 个基因与之前报道的猪流感病毒 H3N2 的变异体基因相似，1 个基因则由新甲型 H1N1 流感病毒获得，较其他猪流感病毒更有可能引起流感大流行。随后欧洲和亚洲的部分国家和地区相继有病例报道。至今新甲型 H1N1 流感病毒仍在人群中传播，其病原为新甲型 H1N1 流感病毒株，多数患者病情轻微，少数患者进展迅速，甚至出现死亡。

(一)病原学

甲型 H1N1 流感病毒属于正黏病毒科(orthomyxoviridae)，甲型流感病毒属。典型病毒颗粒呈球状，直径为 80~120nm，有囊膜。囊膜上有许多放射状排列的突起糖蛋白，分别是红细胞血凝素、神经氨酸酶和基质蛋白 M2。病毒颗粒内为核衣壳呈螺旋状对称，直径为 10nm。该病毒为单股负链 RNA 病毒，基因组约为 13.6kb，由大小不等的 8 个独立片段组成。该病毒基因中包含有猪流感、禽流感和人流感三种流感病毒的基因片段。

(二)流行病学

1. 传染源：甲型 H1N1 流感患者为主要传染源，无症状感染者也具有一定的传染性。目前尚无动物传染人类的证据。

2. 传播途径：主要通过飞沫经呼吸道传播，也可通过口腔、鼻腔、眼等处黏膜直接或间接接触传播。接触患者的呼吸道分泌物、体液和被污染的物品也可能引起感染。通过气溶胶经呼吸道传播有待明确。

3. 易感人群：人群普遍易感，妊娠期妇女、肥胖及慢性病患者更容易发展为重症患者。接种甲型 H1N1 流感疫苗可有效预防感染。

(三)临床特点

潜伏期 1~7 天，多为 1~3 天。

通常为流感样症状，包括发热、咽痛、流涕、鼻塞、咳嗽、咳痰、头痛、全身酸痛、乏力。部分患者出现呕吐或腹泻，或仅有轻微的上呼吸道症状，无发热。体征主要包括咽部充血和扁桃体肿大；也可发生肺炎等并发症。少数患者病情进展迅速，出现呼吸衰竭、多脏器功能衰竭。新生儿流感样症状常不典型，可表现为低热、嗜睡、喂养困难、呼吸急促、呼吸暂停、发绀和脱水。妊娠中晚期妇女感染甲型 H1N1 流感后较多表现为气促，易发生肺炎、呼吸衰竭等。妊娠期妇女感染甲型 H1N1 流感后可能导致流产、胎儿窘迫、胎死宫内等不良妊娠结局。

三、人感染高致病性禽流感

人感染高致病性禽流感(Highly Pathogenic Avian Influenza，HPAI)简称人禽流感，是由禽甲型流感病毒某些亚型中的一些毒株引起的急性呼吸道传染病。通常情况下，禽流感病毒并不感染人类。2013 年 3 月在人体上首次发现新型禽流感 H7N9 亚型。

(一)病原学

禽流感病毒属正黏病毒(Orthomyxovirus)科甲型流感病毒属，病毒结构与其他甲型流感病毒类似。禽流感病毒可分为高致病性、低致病性和非致病性，其中 H5 和 H7 亚型毒株(以 H5N1 和 H7N7 为代表)能引起严重的禽类疾病，是高致病性禽流感病毒。甲型禽流感病毒具有宿主特异性，并不是所有的禽流感病毒都能引起人类患病。目前已证实可感染人的禽流感病毒亚型主要有 H5N1、H9N2、H7N7、H7N2、H7N3 等，其中感染 H5N1 亚型的患者病情重，病死率高。禽流感病毒很容易被乙醚、氯仿、丙酮等有机溶剂，以及漂白粉、氧化剂、碘剂等消毒剂所灭活，对热也较敏感，56℃加热 30 分钟或煮沸（100℃）2 分钟以上可灭活。

（二）流行病学

1. 传染源：禽流感的传染源主要为患禽流感或携带禽流感病毒的鸡、鸭、鹅等家禽，其他禽类或猪也有可能成为传染源。被感染的动物也可以作为禽流感病毒的短期中间宿主。

2. 传播途径：主要通过呼吸道传播。禽流感病毒可以通过呼吸道和消化道人际传播，人类直接接触受禽流感病毒感染的家禽及其粪便也可以被感染。人感染 H5N1 亚型禽流感的主要途径是密切接触病死禽类，目前尚缺乏人与人之间传播的确切证据。H7N9 禽流感患者是通过直接接触禽类或其排泄物污染的物品、环境而感染。

3. 易感人群：人群对禽流感病毒普遍易感。接触不明原因病死的家禽及疑似感染禽流感家禽的人员，从事禽类养殖、销售、宰杀、加工的人员，以及在发病前 1 周内接触过禽类者，均为高危人群。

（三）临床特点

潜伏期 1~7 天，多为 2~4 天。

多呈急性起病，发病初期表现为流感样症状，出现高热，体温大多在 39℃以上，常伴有咳嗽、咳痰、流涕、鼻塞、咽痛、头痛、肌肉酸痛和全身不适，部分患者可有恶心、腹痛、腹泻等消化道症状。感染不同亚型病毒的患者临床症状侧重有所不同，感染 H9N2 亚型的患者通常仅有轻微的上呼吸道感染症状，部分患者甚至没有任何症状；感染 H7N7 亚型的患者主要表现为结膜炎；重型者多为 H5N1 亚型病毒感染，病情发展迅速，表现为重型肺炎，体温大多持续在 39℃以上，出现呼吸困难，可伴有咳血痰。可快速进展，出现急性呼吸窘迫综合征、纵隔气肿、脓毒症、休克、意识障碍及急性肾损伤等。

四、传染性非典型肺炎

传染性非典型肺炎（Infectious Atypical Pneumonia）是一种传染性强的呼吸系

统疾病，世界卫生组织（WHO）认为它是由一种冠状病毒亚型变种引起，又称严重急性呼吸综合征（Severe Acute Respiratory Syndrome，SARS）。SARS 首次于 2002 年被发现，2003 年 7 月暴发，在我国属乙类传染病，按甲类管理。

(一)病原学

SARS-CoV 为 B 属 B 亚群冠状病毒，很可能是一种来源于动物的病毒，由于生态环境的变化、人类与动物接触的增加及病毒的适应性改变，跨越种系屏障而传染给人类，并实现了人与人之间的传播。在狸猫、果子狸、家猫等动物中发现了类似 SARS-CoV 的病毒。果子狸与 SARS-CoV 的传播密切相关，但果子狸很可能只是病毒的中间宿主。SARS-CoV 的抵抗力和稳定性要强于其他人类冠状病毒。它在干燥塑料表面最长可存活 4 天，尿液中至少存活 1 天，腹泻患者粪便中至少存活 4 天以上。它在 4℃培养中存活 21 天，在–80℃保存稳定性佳。56℃、90 分钟或 75℃、30 分钟下可灭活病毒。SARS-CoV 对乙醚、氯仿、甲醛和紫外线等敏感。

(二)流行病学

1. 传染源：患者是主要传染源。急性期患者体内病毒含量高，症状明显（如打喷嚏、咳嗽等），容易经呼吸道分泌物排出病毒。少数患者腹泻，其排泄物含有病毒。

2. 传播途径，主要分为以下三种：

(1)呼吸道传播：近距离的飞沫传播是主要传播途径。急性期患者咽拭子、痰标本中可以检测到 SARS-CoV。病毒存在于患者的呼吸道黏液或纤毛上皮脱落细胞里，当患者咳嗽、打喷嚏或大声讲话时，飞沫直接被易感者吸入而发生感染。飞沫在空气中停留的时间短，移动的距离约为 2 米，故通常造成近距离传播。气溶胶传播是另一种方式，易感者吸入悬浮在空气中含有 SARS-CoV 的气溶胶而感染。

(2)消化道传播：患者粪便中可检出病毒 RNA，通过消化道传播可能是另一种传播途径。

(3)接触传播：直接接触患者的呼吸道分泌物、消化道排泄物或其他体液，或者间接接触被污染的物品，亦可导致感染。

3. 易感人群：人群普遍易感。发病者以青壮年居多，儿童和老人少见。患者家庭成员和医务人员属高危人群。患病后可获得一定程度的免疫力。

(三)临床特点

潜伏期为 1~16 天，多为 3~5 天。

早期以发热为首发症状，体温一般在 38℃ 以上，可伴有头痛、关节肌肉酸痛、乏力等症状；部分患者可有干咳、胸痛、腹泻等症状；发病 3~7 天后出现下呼吸道症状，部分患者可闻及少许湿啰音，或有肺实变体征。病情于 10~14 天达到进展期，发热、乏力等感染中毒症状加重，并出现频繁咳嗽、气促和呼吸困难，此期间易发生呼吸道的继发性感染。少数患者会出现急性呼吸窘迫综合征而危及生命。病程 2~3 周后进入恢复期，发热渐退，其他症状与体征减轻乃至消失。肺部炎症改变的吸收和恢复较为缓慢，体温正常后仍需要 2 周左右才能完全吸收，恢复正常。

轻症患者临床症状轻、病程短。重型患者病情重、进展快，易出现急性呼吸窘迫综合征。患儿的病情较成年人轻。孕妇患者在妊娠初期易导致流产，妊娠晚期孕妇的病死率增加。

五、中东呼吸综合征

2012 年阿拉伯半岛区域首次报告了 2 例 MERS 冠状病毒引起感染患者，此后中东、欧洲相继报告了多例该病患者。2013 年 5 月，世界卫生组织将这种新型冠状病毒感染疾病命名为"中东呼吸综合征"（Middle East Respiratory Syndrome, MERS）。MERS 主要引起人类呼吸道感染，重症患者可并发多器官功能衰竭、急性呼吸窘迫综合征，此病病死率高。

(一)病原学

中东呼吸综合征冠状病毒（MERS-CoV）属于冠状病毒科，B 类冠状病毒的 2c 亚群，是一种具有包膜、基因组为线性非节段单股正链的 RNA 病毒。病毒粒子呈球形，直径为 120~160nm，基因组全长约 30kb。2014 年从沙特地区 1 例

MERS-CoV 感染患者及其发病前接触过的单峰骆驼体内分离出基因序列完全相同的 MERS-CoV，同时在埃及、卡塔尔和沙特其他地区的骆驼中也分离出和人感染病例分离病毒株相匹配的病毒，并在非洲和中东的骆驼中发现 MERS-CoV 抗体，因而骆驼可能是人类感染来源。MERS-CoV 的可结合受体不仅存在于人类和骆驼体内，其他灵长类动物及羊、马等都可能对该病毒易感。

(二)流行病学

1. 传染源

MERS-CoV 的确切来源和向人类传播的准确模型尚不清楚。从现有的资料看，单峰骆驼可能为 MERS-CoV 的中间宿主。

2. 传播途径

MERS-CoV 由骆驼至人的传播，可能因为人接触含有病毒的单峰骆驼的分泌物、排泄物(尿、便)、未煮熟的乳制品或肉而感染。而人际主要通过飞沫经呼吸道传播，也可通过密切接触患者的分泌物或排泄物传播。

3. 易感人群

人群普遍易感。骆驼畜牧人群、屠宰场工作人员及与患者有密切接触者为高危人群。

(三)临床特点

潜伏期为 2~14 天。

早期主要为发热、畏寒、乏力、头痛、肌痛等，随后出现咳嗽、胸痛、呼吸困难，起病急，高热，体温可以达到 39~40℃，部分患者还可出现呕吐、腹痛、腹泻等症状。重症患者多在 1 周内进展为重症肺炎，可发生急性呼吸窘迫综合征、急性肾衰竭，甚至多脏器功能衰竭。年龄大于 65 岁、肥胖、患有其他疾病(如肺部疾病、心脏病、肾病、糖尿病、免疫功能缺陷等)，均为重症高危因素。尽管大多数患者会出现严重的呼吸道感染，但是仍然有部分轻症或者无症状感染者。

六、埃博拉病毒病

埃博拉病毒(Ebola Virus，EBOV)是引起人类和灵长类动物发生埃博拉出血热的传染性病毒。1976 年在苏丹南部和刚果(金)北部的埃博拉河地区暴发,埃博拉病毒由此得名。埃博拉病毒病(Ebola Virus Disease,EVD)是由埃博拉病毒引起的一种严重传染病,临床主要表现为急性起病,伴有发热、肌痛、腹泻、呕吐、出血、皮疹和肝肾功能损害等,病死率高。

(一)病原学

埃博拉病毒属丝状病毒科(Filoviridae),单股负链 RNA 病毒,分子量为 4.2×10^6。形态不一,多为杆状、丝状,病毒颗粒长为 300~1500nm,平均为 1000nm,直径为 70~90nm,表面有突起,包绕着螺旋状的核衣壳,内含有负链 RNA。埃博拉病毒分 5 个不同的属种:本迪布焦型(Bundibugyo)、扎伊尔型(Zaire)、雷斯顿型(Reston)、苏丹型(Sudan)和塔伊森林型(TaiForest,即科特迪瓦型)。其中本迪布焦型、扎伊尔型和苏丹型与历年来非洲埃博拉病毒大型疫情相关,而雷斯顿型和塔伊森林型则对人类没有严重危害。扎伊尔型致病性、致死性最强,2014年西非埃博拉疫情暴发的就是此病毒分型。

埃博拉病毒在常温下较稳定,对热有中等抵抗力,60℃加热 1 小时才能使之完全灭活。对紫外线和射线敏感,对多种化学试剂(乙醚、过氧乙酸、次氯酸钠、甲醛等)敏感。钴-60 照射、γ 射线也可使之灭活。

(二)流行病学

1. 传染源:感染埃博拉病毒的人和灵长类动物为本病传染源。目前认为埃博拉病毒的自然宿主为狐蝠科的果蝠,尤其是锤头果蝠、富氏前肩头果蝠和小领果蝠,但其在自然界的循环方式尚不清楚。猿猴(包括黑猩猩)曾为首例患者的传染源。

人感染后产生高滴度病毒血症,患者的血、尿、体液、呕吐物、排泄物及分泌物中均带病毒,各脏器均能查出病毒,因此患者也是本病的传染源。经观察发现,埃博拉病毒病全年均可发病,无明显季节性。

2. 传播途径,分为以下三种:

(1)接触传播:是本病最主要的传播途径。患者或感染者的血液及其体液

(呕吐物、分泌物、排泄物)等均具有高度传染性,可以通过接触而感染。医护人员在治疗、护理患者或处理患者尸体过程中容易受到感染。在卫生条件较差的地区,患者的转诊还可造成医院之间的传播。

(2)气溶胶传播:吸入感染性的分泌物、排泄物等可能造成感染,但尚未发现气溶胶传播的病例报告。

(3)性传播:埃博拉病毒在精液中可存活 2~3 个月,故存在性传播的可能性。

3. 易感人群:人群普遍易感。医护人员、患者家属最易受感染,主要与密切接触患者有关。各年龄组均可以发病,成年人较多。尚无资料表明不同性别间存在发病差异。

(三)临床特点

潜伏期为 2~21 天,多为 8~10 天。

临床表现为高热、畏寒,头痛、肌痛、恶心、结膜充血及相对缓脉,缺乏特异性。2~3 天后可有呕吐、腹痛、腹泻、血便等表现,半数患者有咽痛及咳嗽。发病后 4~5 天进入极期,患者可出现神志改变,如谵妄、嗜睡等。患者最显著的症状为低血压、休克和面部水肿,电解质和酸碱的平衡失调。重型患者在发病数日可出现咯血,鼻、口腔、结膜下、胃肠道、阴道及皮肤出血或血尿,患病第 10 天为出血高峰,50% 以上的患者出现严重的出血,并可因出血、肝肾衰竭及致死性并发症而死亡。

七、汉坦病毒肺综合征

汉坦病毒肺综合征(Hantavirus Pulmonary Syndrome,HPS)是由辛诺柏病毒(Sin Nombre Virus,SNV)及其相关的汉坦病毒感染引起的以肺毛细血管渗漏和血管受累为特征的综合征,也称为汉坦病毒心肺综合征(Hantavirus Cardiopulmonary Syndrome,HCPS)。以发热、低血压休克和急性呼吸窘迫综合征为主要临床表现。该病自 1993 年在美国西南部新墨西哥、科罗拉多、犹他和亚利桑那四个州交界的四角地区出现,是一种病死率极高的急性呼吸系统疾病。

(一)病原学

汉坦病毒肺综合征的病原体为汉坦病毒中的一个新型汉坦病毒,归属于布尼亚病毒科,现已明确辛诺柏病毒(Sin Nombre Virus, SNV)为汉坦病毒肺综合征的主要病原。辛诺柏病毒电镜下所示是一种粗糙的圆球形,平均直径112nm,有致密的包膜及细的表面突起,7nm 长的丝状核壳存在于病毒颗粒内。除此之外,源于美国的纽约病毒(New York Virus, NYV)、黑港渠病毒(Black Creek Canal Virus, BCCV)、牛湖病毒(Bayou Virus, BAYV)以及在南美洲发现的安第斯病毒(Andes Virus, ANDV)等均可引起汉坦病毒肺综合征样的临床表现,这些病毒可统称为类辛诺柏病毒。

(二)流行病学

1. 传染源:本病宿主动物和传染源是仓鼠科啮齿类动物。鼠种不同,携带的病毒血清型也不同,目前已证实,鹿鼠(草原型)是辛诺柏病毒的主要宿主。

2. 传播途径:主要经呼吸道传播,经带病毒的啮齿类动物的粪、尿和唾液排出,以气溶胶或颗粒形态被人体吸入而致病。此外,接触携带病毒的动物亦可感染。

3. 易感人群:人群普遍易感,尤其是农民及职业性接触鼠类人群。

(三)临床特点

潜伏期为1~4周。

前驱期症状为发热、头痛、畏冷、肌痛,之后出现以非心源性肺水肿和高病死率为特征的急性呼吸衰竭,多数患者从起病至死亡的平均时间为7天,患者若能度过呼吸衰竭期,则很快恢复,无后遗症。该病所引起的急性感染也有极少数患者呈轻型表现,无明显呼吸功能的损害。部分患者出现胸腔积液或心包积液。重型患者出现低血压、休克、心律失常、结膜充血等症状。

第三节　新发急性呼吸道传染病预防指南

飞沫传播是新发呼吸道传染病主要传播方式,同时接触传播等其他方式也会传播该疾病。在初期,非药物干预措施(Nonpharmaceutical Interventions,NPIs)是新发急性呼吸道传染病防控的主要措施,可在阻断传播中发挥重要的作用。NPIs的形式总体可归纳为病例和密切接触者的管理、活动限制、社会疏离和个人防护措施等几类。在初期,病例的主动搜索和管理以及密切接触者的快速追踪和隔离,是传染病得以有效控制的关键。在疫情发生早期,采用限制人员流动的措施尤为重要。社会疏离措施包括取消大型集会活动、错峰出勤、停工停学、保持社交距离等。可用于飞沫传播和接触传播方式的个人防护用品主要包括口罩、呼吸器、防护面罩、手套、隔离衣、防护服等,这些个人防护用品的各项性能、指标应符合相应的国家标准、行业标准等规定。

一、个人防护

(一)尽量减少外出活动

1. 非必要不前往疾病正在流行的地区。不去已经出现疫情的场所,避免近距离接触咳嗽、发热等病人。

2. 减少走亲访友、聚餐、聚集,尽量在家休息。家居及室内工作场所定期开窗,保持空气流通。不能自然通风的可采用排气扇等机械通风。

3. 减少到人员密集的公共场所活动,尤其是空气流动性差的地方,例如温泉、影院、网吧、KTV、商场、车站、机场、码头、展览馆等。

(二)正确佩戴口罩

口罩是预防呼吸道传染病的重要防线,可以降低呼吸道传染病的感染风险。口罩不仅可以防止病人喷射飞沫,降低飞沫量和喷射速度,还可以阻挡含病毒的飞沫核,防止佩戴者吸入。

1. 佩戴原则:科学合理佩戴,规范使用,有效防护。具体如下:

(1)在非疫区空旷且通风场所不需要佩戴口罩，进入人员密集或密闭公共场所需要佩戴口罩。

(2)在疫情高发地区空旷且通风场所建议佩戴一次性医用口罩，进入人员密集或密闭公共场所佩戴医用外科口罩或颗粒物防护口罩。

(3)有疑似症状到医院就诊时，需佩戴不含呼气阀的颗粒物防护口罩或医用防护口罩。

(4)有呼吸道基础疾病患者、孕妇等需在医生指导下使用防护口罩。年龄极小的婴幼儿不能戴口罩，易引起窒息。

(5)棉纱口罩、海绵口罩和活性炭口罩对预防病毒感染无保护作用。

2. 推荐的口罩类型及使用对象：

(1)一次性医用口罩：推荐公众在非人员密集的公共场所使用。

(2)医用外科口罩：防护效果优于一次性使用医用口罩，推荐疑似病例、公共交通司乘人员、出租车司机、环卫工人、公共场所服务人员等在岗期间佩戴。

(3)KN95/N95 及以上颗粒物防护口罩：防护效果优于医用外科口罩、一次性医用口罩，推荐现场调查、采样和检测人员使用，公众在人员高度密集场所或密闭公共场所也可佩戴。普通群众一般不用 KN95/N95 口罩。

(4)医用防护口罩：推荐发热门诊、隔离病房医护人员及确诊患者转移时佩戴。

3. 口罩佩戴方法：口罩一般连续佩戴 4 小时须更换，污染或潮湿后立即更换。

(1)洗：首先清洗双手，以免不干净的手污染口罩内面。

(2)挂：将口罩横贴在脸部口鼻上，将颜色浅的一面紧贴脸部，有金属条的一端是口罩的上方。再将两端的绳子挂在耳朵上。

(3)拉：双手同时向上下方向将口罩的皱褶拉开，使口罩能够完全覆盖住口鼻和下巴。

(4)压：用双手的食指紧压鼻梁两侧的金属条，使口罩上端能够紧贴鼻梁，然后向下拉伸口罩，使口罩不留褶皱。

(5)佩戴口罩后，要避免频繁触摸口罩，以防降低保护作用；脱下口罩后，放入胶带或纸袋内包好，再放入有盖的垃圾桶内弃置，及时清洗双手，不要重复使用一次性口罩。

（6）个人废弃口罩的处理：居民个人废弃的口罩应投入社区设立的收集箱，集中处理。

4. 不同人群佩戴口罩的标准与注意事项：

（1）儿童处在生长发育阶段，其脸型小，选择儿童防护口罩。建议儿童选用符合国家标准 GB 2626—2006 中关于 KN95 的规定，并标注儿童或青少年颗粒物防护口罩的产品。儿童使用口罩需注意以下事项：①儿童在佩戴前，需在家长帮助下，认真阅读并正确理解使说明，以掌握正确使用呼吸防护用品的方法；②家长应随时关注儿童口罩佩戴情况，如儿童在佩戴口罩过程中感觉不适，应及时调整或停止使用；③因儿童脸型较小，与成人口罩边缘无法充分密合，不建议儿童佩戴具有密合性要求的成人口罩。

（2）孕妇佩戴防护口罩，应注意结合自身条件，选择舒适性比较好的产品；老年人及有心肺疾病慢性病患者佩戴后会造成不适感，甚至会加重原有病情，应寻求医生的专业指导。

（三）做好手卫生

1. 正确洗手。这是预防呼吸道感染的最有效措施之一。推荐使用肥皂或洗手液，并用流动水洗手，用一次性纸巾或干净毛巾擦手。

2. 勤洗手。在咳嗽或打喷嚏后，制备食品之前、期间和之后，吃饭前，上厕所后，手脏时，接触他人后，接触过动物之后，外出回来后等情况下，注意做好手卫生。双手接触呼吸道分泌物后（如打喷嚏后）应立即洗手。

3. 保持良好的呼吸道卫生习惯。咳嗽或打喷嚏时，用纸巾、毛巾等遮住口鼻，咳嗽或打喷嚏后洗手，避免用手触摸眼睛、鼻或口。

4. 掌握七步洗手法：

（1）洗手掌（内）：流水湿润双手，涂抹洗手液（或肥皂），掌心相对，手指并拢相互揉搓；

（2）洗背侧指缝（外）：手心对手背沿指缝相互揉搓，双手交换进行；

（3）洗掌侧指缝（夹）：掌心相对，双手交叉沿指缝相互揉搓；

（4）指背（弓）：弯曲各手指关节，半握拳把指背放在另一手掌心旋转揉搓，双手交换进行；

　　(5)洗拇指(大)：一手握另一手大拇指旋转揉搓，双手交换进行；

　　(6)洗指尖(立)：弯曲各手指关节，把指尖合拢在另一手掌心旋转揉搓，双手交换进行；

　　(7)洗手腕、手臂(腕)：揉搓手腕、手臂，双手交换进行。

　　5. 旅途在外没有清水，不方便洗手时，可以使用含酒精的免洗洗手液清洁双手。

(四)保持良好卫生和健康习惯

　　1. 居室勤开窗，经常通风。

　　2. 家庭成员不共用毛巾，保持家居、餐具清洁，勤晒衣被。

　　3. 咳嗽或打喷嚏时捂住口鼻，不随地吐痰，口鼻分泌物用纸巾包好，弃置于有盖垃圾箱内。

　　4. 增强免疫力，保证充足的睡眠，多喝水，适度运动。注意个人卫生，勤洗手。

　　5. 不要接触、购买和食用野生动物(即野味)，尽量避免前往售卖活体动物(禽类、海产品、野生动物等)的市场。食物(尤其是肉和蛋类)要煮熟煮透。

　　6. 家庭备置体温计、医用外科口罩或 N95 口罩、家用消毒用品等物资。

(五)日常清洁及预防性消毒

　　环境及物品以清洁为主，预防性消毒为辅，应避免过度消毒，受到污染时随时进行清洁消毒。

　　1. 常见消毒剂及配制使用：

　　(1)有效氯浓度 500mg/L 的含氯消毒剂配制方法：

　　①使用 84 消毒液(有效氯含量 5%)：按消毒液：水为 1∶100 的比例稀释；

　　②消毒粉(有效氯含量 12%~13%，20g/包)：1 包消毒粉加 4.8L 水；

　　③含氯泡腾片(有效氯含量 480~580mg/片)：1 片溶于 1L 水。

　　(2)75% 乙醇消毒液：直接使用。

　　(3)其他消毒剂：按产品标签标识，以杀灭肠道致病菌的浓度进行配制和使用。

2. 消毒方法：

(1)餐饮具和茶具：首选物理消毒，煮沸15~30分钟，或按说明书使用高温消毒箱(柜)消毒，也可使用含氯消毒剂(有效氯浓度250~500mg/L)浸泡30分钟后，再用清水漂洗干净。

(2)物体表面：对台面、门把手、电话机、开关、热水壶把手、洗手盆、坐便器等经常接触的物体表面，可使用含氯消毒剂(有效氯浓度250~500mg/L)擦拭，作用30分钟，再用清水擦净。

(3)地面：可使用含氯消毒剂(有效氯浓度250~500mg/L)用拖布湿式拖拭，作用30分钟，再用清水洗净。

(4)普通织物：对毛巾、衣物、被罩等可使用含氯消毒剂(有效氯浓度250~500mg/L)浸泡30分钟，再用清水漂洗干净(注意：含氯消毒剂对织物有漂白作用)，或采用其他衣物消毒液按说明书使用。

3. 注意事项：

(1)含氯消毒剂有皮肤黏膜刺激性，配置和使用时建议佩戴口罩和手套，儿童勿触碰。

(2)乙醇消毒液使用应远离火源。

(六)健康监测与就医

1. 主动做好个人与家庭成员的健康监测。

2. 若出现新发急性呼吸道传染病可疑症状，应主动戴上口罩及时就近就医。尽量避免乘坐公共交通工具，避免前往人群密集的场所。就诊时，应主动告诉医生自己的相关疾病流行地区的旅行居住史，以及发病后接触过什么人，配合医生开展相关调查。

3. 没有发热，但具有疫区旅行史和居住史的市民，返回后，请密切关注自己健康状况，尽量避免与他人近距离接触，不参加聚会。

4. 如果接到疾控中心通知为新发急性呼吸道传染病密切接触者时，不用恐慌，积极配合，按照疾控机构要求进行医学观察，维护自身健康。

二、重点场所防控指南

环境卫生整治包括对与人们生活密切相关的各种场所(街道、社区、居室、商场、车站等,以及会议室、宿舍、食堂、室内运动馆、公共浴室、厕所等)采取健康监测、减少聚集、加强通风换气、开展环境清洁和疫点消杀、防治有害虫媒等措施。开展环境卫生综合整治能够有效切断传染病传播途径,是防控新发呼吸道传染病的有效措施之一。通过经常性的环境卫生整治,能够消除适宜病原体生存的环境(条件),从而遏制病原体传播,以降低传染病发生的风险。

(一)落实四方职责

落实属地、部门、单位、个人职责,健全疫情防控工作体系,制定应急工作预案,成立工作组织,进行防疫物资(防护口罩、手套、消毒液、防护服等)准备,并对人员进行培训和举办应急演练。

(二)普通群众

1. 正确佩戴一次性医用口罩。尽量不乘坐公共交通工具,建议步行、骑行或乘坐私家车、班车上班。如必须乘坐公共交通工具,则务必全程佩戴口罩。途中尽量避免用手触摸车上物品。

2. 自觉接受体温检测,体温正常方可进入办公场所,并到卫生间洗手。若出现发热等异常,请勿入办公场所工作,佩戴口罩,并回家观察休息,必要时到医院就诊。

3. 保持办公区环境清洁,建议每日通风 3 次,每次 20~30 分钟,通风时注意保暖。人与人之间保持 1 米以上距离,多人办公时应佩戴口罩。保持勤洗手、多饮水,坚持在进食前、如厕后按照七步洗手法严格洗手。接待外来人员时,双方均应佩戴口罩。

4. 参加会议时,建议佩戴口罩,进入会议室前洗手消毒。开会人员间隔 1 米以上。减少集中开会,控制会议时间,会议时间过长时,应开窗通风 1 次。会议结束后,须对场地、家具进行消毒。茶具用品建议开水浸泡消毒。

5. 食堂进餐时,采用分餐进食,避免人员密集。餐厅每日消毒 1 次,餐桌椅使用后进行消毒。餐具用品须高温消毒。操作间保持清洁干燥，严禁生食和熟食用品混用，避免肉类生食。建议营养配餐，清淡适口。

6. 下班后，洗手后佩戴一次性医用口罩外出。回到家中摘掉口罩后首先洗手消毒。手机和钥匙使用消毒湿巾或75%酒精擦拭。居室保持通风和卫生清洁，避免多人聚会。

7. 建议适当、适度活动，保证身体状况良好。避免过度、过量运动，造成身体免疫力下降。

8. 每日对门厅、楼道、会议室、电梯、楼梯、卫生间等公共部位进行消毒，尽量使用喷雾消毒。每个区域使用的保洁用具要分开，避免混用。

9. 服务、安保、清洁等后勤人员工作时须佩戴口罩，并与人保持安全距离。食堂采购人员或供货人员须佩戴口罩和一次性橡胶手套，避免直接手触肉禽类生鲜食材，摘手套后及时洗手消毒。保洁人员工作时须佩戴一次性橡胶手套，工作结束后洗手消毒。安保人员须佩戴口罩工作，并认真询问和登记外来人员状况，发现异常情况应及时报告。

10. 在办公区域，中央空调系统风机盘管正常使用时，定期对送风口、回风口进行消毒。

11. 口罩摘下前，做好手卫生，废弃口罩放入垃圾桶内，每天两次使用75%酒精或含氯消毒剂对垃圾桶进行消毒处理。

(三) 防控工作人员

新发急性呼吸道传染病防控工作人员由于需要接触感染者或其生物样品、感染者污染的环境等，需要进行专业防护。原则是有针对性地分类分级防护，充足但不过度。

1. 个人防护装备及使用：接触或可能接触新发急性呼吸道传染病感染者、污染物(血液、体液、分泌物、呕吐物和排泄物等)及其污染的物品或环境表面的所有人员均应使用个人防护装备，具体包括：

(1)手套：进入污染区域或进行诊疗操作时，根据工作内容，佩戴一次性使用橡胶或丁腈手套，在接触不同患者或手套破损时及时消毒，更换手套，并进行手卫生。

（2）医用防护口罩：进入污染区域或进行诊疗操作时，应佩戴医用防护口罩或动力送风过滤式呼吸器，每次佩戴前应做佩戴气密性检查，穿戴多个防护用品时，务必确保医用防护口罩最后摘除。

（3）防护面屏或护目镜：进入污染区域或进行诊疗操作，眼睛、眼结膜及面部有被血液、体液、分泌物、排泄物及气溶胶等污染的风险时，应佩戴防护面屏或护目镜，对重复使用的护目镜，每次使用后，应及时进行消毒干燥，备用。

（4）防护服：进入污染区域或进行诊疗操作时，应更换个人衣物并穿工作服（外科刷手服或一次性衣物等），外加防护服。

2. 各级防护装备的穿脱要求：

（1）基本防护：

适用等级：低风险。

适用对象：预计不会直接接触患者或患者的血液、体液及其污染物品的人员。如未直接参与患者诊疗、转运的一般医务人员或其他辅助人员，在诊疗急救、转运、流调、清洁消毒过程预计不会接触患者或患者的血液、体液及其污染物品的外围人员，如工作组织者、司机、翻译和引导员等。

防护装备包括：工作服，工作鞋，工作帽子，一次性口罩，一次性乳胶手套，免水洗洗手液。

穿戴顺序：①穿工作服、工作鞋；②手卫生；③戴工作帽；④戴一次性口罩（按压鼻梁胶条，检查口罩边缝是否漏气）；⑤戴一次性乳胶手套，将工作服袖口卷入手套内。

脱摘顺序：①脱去一次性乳胶手套；②脱去一次性口罩；③脱去工作服、工作帽、工作鞋；④手卫生。

（2）强化防护：

适用等级：中风险。

适用对象：直接接触患者或可能接触患者少量血液、体液及其污染物品的人员。如对患者进行一般性诊疗工作的医务人员，近距离（1米以内）接触患者的流调人员和标本采集人员，清洁消毒人员，转运患者的医务人员。

防护装备包括：工作服，医用一次性工作帽，医用一次性乳胶手套（若参与患者搬运，则应加配长袖工业橡胶手套），N95及以上防护口罩、护目镜和防护面屏，医用一次性防渗透连体防护服，一次性防水靴套或长筒软胶工作鞋，防水围裙。

穿戴顺序：①穿工作服；②戴 N95 防护口罩(检查密合性)；③戴一次性工作帽；④戴护目镜；⑤穿医用一次性防渗连体防护服；⑥穿防水靴套或长筒胶靴(靴套或胶靴上缘开口应卷入防护服内)；⑦戴防护面屏；⑧戴防水围裙；⑨手卫生后，戴一次性内层乳胶手套(防护服袖口应卷入乳胶手套内)；⑩戴外层乳胶手套(搬运人员应戴长袖橡胶手套)；⑪穿戴完毕，检查防护服须将裸露皮肤部分充分包裹。

脱摘顺序：脱摘防护装备前，应在专用沐浴间用含有效氯浓度为 1000mg/L 的含氯消毒液进行全身防护装备外表面喷洒消毒，作用 10 分钟，或用等效的专用泡沫消毒洗消剂进行外表面处理。完成后，进入半污染区，按以下方法进行脱摘：①消毒外层乳胶手套后脱去，并更换新的乳胶手套；②脱防水围裙；③消毒外层乳胶手套；④脱防护面屏；⑤脱医用一次性防护服及一次性防水靴套(防护服从上往下脱至小腿下端时，解开靴套系带，连靴套一起由内向外包裹脱除)；⑥消毒外层乳胶手套；⑦脱外层一次性手套；⑧消毒内层一次性手套；⑨脱护目镜；⑩双手由前至后卷脱一次性工作帽；⑪反脱一只手的手套，将一次性工作帽卷入手套内；⑫用戴手套的手轻托 N95 防护口罩外面，用脱去手套的手松开口罩系带脱去口罩；⑬脱另一只内层手套，将口罩卷入手套内；⑭手卫生；⑮脱工作服。

(3)专业强化防护：

适用等级：高风险。

适用对象：接触大量血液、体液，实施侵入性操作或易产生大量气溶胶操作的医务人员。如进行有创操作，如气管切开、气管插管、吸痰等操作的医务人员，进行尸体解剖的人员，搬运患者或尸体人员，进行大量血液、体液、排泄物、分泌物或污染物操作的医务人员和清洁消毒人员。

防护装备包括：工作服，医用一次性工作帽，医用一次性乳胶手套(若参与患者搬运，则应加配长袖橡胶手套)，全面型自吸过滤式呼吸器，医用一次性防渗透连体防护服，一次性防水靴套或长筒胶靴，防水围裙。

穿戴顺序：①穿工作服；②戴一次性工作帽；③戴全面型自吸过滤式呼吸

器；④穿医用一次性连体防护服；⑤穿防水靴套或长筒胶靴；⑥戴防水围裙；⑦手卫生后，戴一次性乳胶手套；⑧戴外层乳胶手套。

脱摘顺序：脱摘防护装备前，应在专用淋浴间用含有效氯浓度为 1000mg/L 的含氯消毒液进行全身防护装备外表面喷洒消毒，作用 10 分钟。完成后，进入半污染区，按以下方法进行脱摘：①消毒外层乳胶手套后脱去，并更换新的乳胶手套；②脱防水围裙；③消毒外层乳胶手套；④脱医用一次性防护服及一次性防水靴套(防护服从上往下脱至小腿下端时，连靴套一起由内向外包裹脱除)；⑤消毒外层乳胶手套；⑥脱外层乳胶手套；⑦消毒内层一次性乳胶手套；⑧脱全面型自吸过滤式呼吸器；⑨消毒内层一次性乳胶手套；⑩双手由前至后卷脱一次性工作帽；⑪反脱一只手的手套，将一次性工作帽卷入手套内；⑫脱另一只手内层手套；⑬手卫生；⑭脱工作服。

3. 防护装备脱卸的注意事项：

(1)手卫生：参与现场工作的所有人员均应加强手卫生措施，可选用含醇速干手消毒剂或醇类复配速干手消毒剂，或直接用 75% 酒精进行擦拭消毒，醇类过敏者，可选择季铵盐类等有效的非醇类手消毒剂，特殊条件下，也可使用 3% 过氧化氢消毒剂、0.5% 碘伏或 0.05% 含氯消毒剂等擦拭或浸泡双手，并适当延长消毒作用时间。有肉眼可见污染物时，应先使用洗手液在流动水下洗手，然后按上述方法消毒。

在日常工作中应严格采取手卫生措施，尤其是戴手套和穿个人防护装备前，对患者进行无菌操作前，有可能接触患者血液、体液及其污染物品或污染环境表面之后，脱去个人防护装备过程中，需特别注意执行手卫生措施。

(2)佩戴密合性检查：佩戴防护口罩和自吸过滤式呼吸器后，在进入污染区域前，应进行密合性检查。

①防护口罩(N95 及以上)：用手掌盖住防护口罩，缓缓呼气，如果感觉口罩与面部贴合部位没有气体泄漏，说明密合良好。

②全面型自吸过滤式呼吸器：用手掌盖住呼吸器的滤盒或滤棉的进气部分，然后缓缓吸气，如果感觉面罩稍稍向里塌陷，则说明面罩内有一定负压，外界气体没有漏入，密合良好，然后用手盖住呼气阀，缓缓呼气，如果感觉面罩稍微鼓起，但没有气体外泄，则说明密合良好。如果感觉有气体从鼻子两侧、下巴或其

他部位泄漏，则需要重新调整头带和面罩位置，重新试验，直至没有泄漏。

（3）脱卸时注意事项：脱卸时尽量少接触污染面。脱下的防护眼罩、长筒胶鞋等非一次性使用的物品应直接放入盛有消毒液的容器内浸泡，其余一次性使用的物品应放入黄色医疗废物收集袋中作为医疗废物集中处置。脱卸防护装备的每一步均应进行手消毒，所有防护装备全部脱完后再次洗手、手消毒。

三、废弃口罩及生活垃圾处理

（一）废弃口罩处理

1. 健康人群佩戴过的口罩，一般在口罩变形、弄湿或弄脏导致防护性能降低时更换。健康人群使用后的口罩，按照生活垃圾分类的要求处理即可。

2. 疑似病例或确诊患者佩戴的口罩，不可随意丢弃，应视作医疗废弃物，严格按照医疗废弃物有关流程处理，不得进入流通市场。

3. 规范废弃口罩投放。

（1）在医疗机构时，将废弃口罩直接投入医疗废物垃圾袋中，作为医疗废物收集处置。

（2）对于普通人日常使用口罩，按照生活垃圾分类的要求，可以直接丢入"其他垃圾"桶，严禁回收及分拣。

（3）对于存在发热、咳嗽、咳痰、打喷嚏症状的人，或接触过此类人群的人，可将废弃口罩丢入垃圾袋，再使用5%的84消毒液按照1∶100配比后洒至口罩上进行处理。如无消毒液，可使用密封袋或保鲜袋，将废弃口罩密封后丢入"其他垃圾"桶。

（4）对于疑似新发急性呼吸道传染病患者及其护理人员，应在就诊或接受调查处置时，将使用过的口罩作为感染性医疗废物进行收集处置。

4. 规范废弃口罩收运处置。

（1）加强收集管理。加强对生活垃圾投放点管理，及时对垃圾投放点和收集站进行消杀。各地根据自身实际情况或疫情防控需要，可在居民小区、机关企事业单位、公共场所和商圈等人员密集场所的原有垃圾分类投放点增设专门垃圾收集容器，用于收集废弃口罩。收集容器应内设塑料袋，避免废弃口罩投放时与容器直接接触。废弃口罩经过消杀后,按"其他垃圾"处理。

(2)及时清运消杀。各小区物业管理要严格按照清洁运输的要求,对生活垃圾及时清运、日产日清。加强垃圾中转(压缩)站等管理,严格作业流程,强化标准化管理,定期开展清洗、消杀、除臭工作。加强垃圾运输车消杀,垃圾运输车必须密闭,在垃圾中转处理后要对垃圾运输车进行消杀。

(3)规范分类处置。医疗机构收集的废弃口罩按照医疗废物管理,由专业处理机构进行集中处置,严禁医疗废物混入生活垃圾收运系统。其他区域收集的废弃口罩按照其他垃圾进行无害化处理。

(二)生活垃圾处理

对指定的新发急性呼吸道传染病定点收治机构或病区、健康观察点产生的其他生活垃圾(除应纳入医疗废物管理范畴的垃圾外),暂停实施生活垃圾分类,由各地安排专车收运,直送生活垃圾处理厂(场)处置。

加强环卫等作业人员的健康防护。各地要做好收集、转运、处理的环卫作业人员及生活垃圾焚烧厂现场工作人员自身防护措施,相关人员在作业时,要佩戴口罩和手套等防护用具。要积极开展从业人员安全意识、防护用具和作业程序的专业培训,增强环卫工人自我保护意识,做好作业工具和场所的消毒灭菌工作,确保日常环卫作业健康安全。

四、预防接种

随着对新发急性呼吸道传染病认识的不断深入,疫苗等药物干预措施相继启动研发,疫苗接种的直接作用是预防已接种人群的感染、住院和死亡。随着疫苗接种率的不断提高,具有免疫力的人群达到足够比例时,疫苗还可通过形成群体免疫对未接种者起到间接保护作用。然而,通过疫苗接种实现群体免疫的过程也面临着诸多挑战,如疫苗安全性及有效性、疫苗犹豫、疫苗分配不均衡、疫苗对变异毒株保护效果下降等。联合采用NPIs和开展疫苗接种是控制新发急性呼吸道传染病预防传播的主要策略。

疫苗接种坚持"知情同意,自愿接种"原则。根据有关疫苗接种工作的要求,符合接种条件的人员须全程完成疫苗接种,建立免疫屏障。注意接种禁忌证:对疫苗或疫苗成分过敏，有过疫苗接种严重过敏反应者；有未控制的严重慢性疾病、未控制的癫痫、脑病和其他进行性神经系统疾病者，均不适宜接种。根据不同疫苗接种要求，须注意其他禁忌证及暂缓接种情况。

接种前：受种者了解疫苗接种相关知识，携带相关证件（身份证、护照等），接种当天穿宽松的衣服方便接种，到接种门诊要佩戴口罩，保持一米以上间隔距离。接种时：配合现场预防接种工作人员询问，如实提供本人健康状况和接种禁忌等信息。接种后：要在留观区留观30分钟，没有异常情况才可以离开。保持接种局部皮肤的清洁，避免用手搔抓接种部位；接种期间不要酗酒、剧烈运动，保证充分的睡眠、休息；接种后按压棉签须扔在指定的医疗垃圾桶内，不得带走；如出现发热、皮疹等不适症状时，应及时就医并报告接种单位。

（尹锡玲、李德云、黄芸、阮峰、梅文华、徐超龙）

第二章　社区与乡村防控

第一节　社区新发急性呼吸道传染病防控

一、总体要求

加强社区新发急性呼吸道传染病防控工作，及早发现病例，降低新发急性呼吸道传染病社区传播风险，有效遏制疫情扩散和蔓延，处理好社区疫情防控和恢复秩序的关系，组织落实社区各项工作，保障社区居民身体健康和生命安全。

二、职责分工

各社区落实本社区新发急性呼吸道传染病防控主体责任，物业管理公司负责落实本小区新发急性呼吸道传染病防控主体责任，酒店等落实本单位新发急性呼吸道传染病防控主体责任，出租人对承租人员新发急性呼吸道传染病防控负管理责任，承租人对新发急性呼吸道传染病防控负直接责任。相应业务主管部门落实监管责任，属地卫生健康部门负责提供技术指导。

三、主要措施

(一)成立防控工作组，落实主体责任

各社区要成立新发急性呼吸道传染病防控专项小组，社区负责人为新发急性

呼吸道传染病防控第一责任人，要成立健康管理小组，并同时设立健康管理责任人，主动对接属地卫生健康部门做好新发急性呼吸道传染病防控工作。要组织制定防控工作方案并部署实施，制定突发公共卫生事件报告与处理应急预案。

(二)实行网格化管理，拉网式筛查

由社区工作小组排查疫情高发地及境外来当地人员健康情况。出租人对出租屋和承租人要逐一造册建档，强化外来人员监测力度，提高工作小组排查的敏感性和精细化程度。住建部门组织城市各物业公司，加强对居民小区管理，密切关注小区居民健康动态和外来人员动态，发布健康告知及公共区域防控工作指引。社区民宿、酒店、出租方等单位应收集入住人员的目前健康状况信息、近期外地居住或旅行史，发现住客出现可疑症状时，应建议其主动佩戴口罩，及时就近就医；发现疑似病例需及时报告社区开展排查转诊。物业公司、民宿、酒店等单位发现近期(最长潜伏期)来自传染病疫情风险地区人员，立即向工作小组报告。

各社区要加强宣传推广，引导社区居民和外来人员做好健康情况申报、登记等个人健康信息登记管理工作。

(三)人员健康管理

1. 落实人员分类管理。各社区及相关单位要发布告示，根据提前摸底情况对人员进行风险评估，并进行分类管理。

(1)对于近期有疫情风险地区旅居史的人员，需通报属地卫生健康部门。

原则上自抵达当地开始，在一个最长潜伏期内做好自我健康监测，自觉落实相关健康管理，期间做好个人防护，并在抵达当日进行相应检测。

(2)对于来自疫情低风险地区的人员，体温检测正常，可正常出行、生活、工作。

2. 出入人员健康管理。风险地区内的社区在各个出入口、小区、出租屋、民宿、酒店等处设置专人对每位进出人员进行测温，体温正常方可出入。一旦发现有发热、干咳等疑似新发急性呼吸道传染病症状的人员，在做好个人防护的前提下，立即送就近的发热门诊排查治疗。

（四）减少聚集性活动

高风险地区暂停堂食，采用打包送餐到人的办法，中风险地区按照最新餐饮服务业新发急性呼吸道传染病防控工作指引开展堂食服务，分批就餐，控制同时就餐人数，就餐饭桌和座位增加距离。

高风险防控区内的社区暂停大型集中会议、培训、展览展示、文化娱乐等聚集性活动，居民不得组织、参与聚集活动。中风险防控区内的社区限制大型集中会议、培训、展览展示、文化娱乐等聚集性活动，居民减少聚集活动。

（五）居民卫生防护

1. 科学佩戴口罩、注意手卫生。指导居民科学佩戴口罩。所有工作人员、居民应经常洗手，可用有效的含醇速干手消毒剂，在工作生活中避免用手或手套触碰眼睛。

2. 特殊人群照顾。为老人、儿童、孕产妇、慢性病患者等特殊人群提供 24 小时电话或者线上咨询服务。可根据社区条件，为独居或行动不便者提供必要的上门生活和医疗服务。

（六）健康教育和指导

充分利用多种手段，深入开展宣传教育，强调防护要点，减少参加集会、聚会，前往人群密集场所时做好防护，戴口罩，避免接触动物（尤其是野生动物）、禽类或其粪便。

向公众发布就诊信息，出现呼吸道症状的无发热者到社区卫生服务中心就诊，发热患者到发热门诊就诊，新发急性呼吸道传染病感染者到定点医院就诊。

（七）重点场所管理

社区及各有关单位开展爱国卫生运动，以环境整治为主、以药物消杀为辅的病媒生物综合防制，消除四害，对小区、单位、垃圾中转站、建筑工地等重点场所进行卫生清理。居民社区卫生清洁消毒、专业消毒工作人员做好个人防护。

各单位要首选自然通风，或开窗通风换气，保证室内空气卫生质量。落实空调、电梯(扶梯)等设施的日常清洁与消毒，加强公共卫生间清洁消毒，做好消毒记录，并每日公示消毒情况，单位进出口处和洗手间要配备足够的洗手液，洗手间保证水龙头等供水设施正常工作。公用物品及公共接触物品或部位应每日清洗和消毒。定期用消毒水为公共场所、厕所、活动器械等抹洗消毒。垃圾处理要注意分类收集，及时清运。

(八) 物资储备

各社区卫生服务中心按照"分级、分类、定额"的管理原则，根据社区或防控要求，实施不同级别的防护措施，根据工作任务和工作人数定额配备相应防控物资。

社区和家庭备置必需的防控物品和物资，如体温计、口罩、消毒用品等。指导社区居民可通过电商下单、供应商配送等多种方式保障物资的采购。鼓励开展露天广场交易日常物资，超市限时限流营业，避免居民集中采购、取送物资。组织专人做好孤寡老人、残疾人、单亲家庭等物资的采购与配送。

四、应急处置

(一) 疑似症状人员处置

如发现社区及其职责管辖范围内的物业管理公司、出租屋、民宿、酒店等人员出现新发急性呼吸道传染病可疑症状时，应避免继续接触他人，在临时医学观察点或单独观察间进行医学健康观察，做好防护并送社区医疗机构就诊排查。

(二) 病例处置

在做好防护的前提下，应立即将阳性病例转送当地指定医疗机构就诊排查，要积极配合当地疾控中心做好流行病学调查，尽快查明可能的感染源，在当地疾控中心的指导下，依法依规、精准管控，科学划定防控区域范围至最小单位，果断采取限制性防控措施。

(三)终末消毒

相关场所在疾控中心指导下,进行终末消毒,并对空调通风系统进行清洗消毒。

(四)其他处置措施

密切接触者和场所管控按照相关应急处置预案做好防控措施。

第二节 物业管理区域新发急性呼吸道传染病防控

一、总体要求

各物业服务企业要按照相关要求,结合本地分级情况,处理好新发急性呼吸道传染病防控和恢复物业服务秩序的关系,组织落实各项工作,防止疫情反弹,保障人民群众身体健康和生命安全。

二、职责分工

各物业服务企业负责落实管理区域内新发急性呼吸道传染病防控主体责任,业务主管部门落实监管责任,属地卫生健康部门负责提供技术指导。

三、主要措施

(一)企业内部健康管理

1. 落实员工分类管理。对员工进行风险评估,实行分类管理,并安排专人落实健康日报制度。

2. 加强员工个人防护。员工按照科学佩戴口罩,应经常洗手,可用有效的含醇速干手消毒剂,在工作生活中避免用手或手套触碰眼睛。

3. 加强员工宿舍管理。员工宿舍保持通风,并定期对宿舍环境及空调进行清洁消毒。

4. 设置临时隔离观察间。根据员工数量和场所等实际情况，设置一定数量的临时医学观察点和单独隔离观察间，临时医学观察点用于初测体温≥37.3℃人员的体温复测和待送人员停留，单独隔离观察间用于不需要在医院隔离的具有发热等症状人员的隔离观察。观察点要设在相对独立、通风良好的房间，需配备1~2名工作人员，负责体温检测和发热人员的管理，并配备红外测温仪、水银温度计、一次性医用外科口罩、消毒纸巾、医用乳胶手套、快速手消毒剂、84消毒剂等物品。有条件的配备木制或铁制椅子，不宜配备不易消毒的布质材料沙发。

5. 用餐要求。提供餐饮(单位食堂)的物业服务企业要加强食品和饮用水卫生管理。

(1)食品加工制作符合要求。食品加工制作要符合相关食品安全操作规定。生熟食品分开加工和存放，尤其在处理生肉、生水产品等食品时应格外小心，避免交叉污染。

(2)食品加工场所清洁卫生。具有安全合规的食品加工场所，定时对食品加工场所进行卫生清理，并保证避免消毒液、酒精等直接接触餐具、食材和菜品。

(3)食品储藏防止交叉污染。加强肉、海鲜类等冷冻食品储藏安全，食品原材料坚持覆盖保鲜膜或加盖再进行储存，防止交叉污染。

(4)用餐者保持一定距离。通过采取减少桌椅摆放、间隔1米、错位用餐等措施，加大就餐者之间的距离，实行分批次就餐。

6. 做好物资储备。物业服务企业应备好各类防护用品和消毒物资，如口罩、防护服、护目镜、洗手液、消毒工具、消毒剂等。

(二)出入口设置及防护

1. 实施分区分级管理。风险地区的物业管理区域实施封闭式管理，限制非本小区业主或使用人及车辆进入物业管理区域(包括但不限于快递员、外卖送餐员等人群及其车辆)。快递公司、外卖等所配送的物品应送至指定存放区域进行临时存放，由客户自行领取。各出入口应设置24小时人员值班制度，无门卫值守的出入口暂时关闭。低风险地区的物业管理区域不实施封闭式管理。

2. 人员(车辆)出入管理。风险地区人员(车辆)出入口卡点标识醒目，每个卡点配备至少 1 个快速红外体温探测仪，所有进入区域范围内的人员须测量体温，及时向社区居委会报告，并协助做好相关处置工作。低风险地区在醒目位置张贴防疫知识海报，引导本小区业主或使用人做好自我健康监测，若有异常，及时就诊排查。

3. 做好信息登记录入工作。风险地区根据物业管理区域规模合理确定卡点防控人数，便捷、快速做好来访人姓名、体温、联系方式、到访住址、进出时间、近期旅居史等基本信息登记，未经到访业主或使用人同意，来访人员不得进入。低风险地区引导本小区业主、使用人及来访者进行健康申报。

4. 做好防控人员自我防护。防控人员穿戴整齐，佩戴登记人员标识，穿戴符合要求的口罩、手套、防护服等护具。与接触人员之间保持 1 米以上距离，保持勤洗手、多饮水，坚持在进食前、如厕后用洗手液，用流动水严格按照七步法洗手。

(三)重点人群防护服务

1. 做好重点人群防护工作。积极配合政府和相关部门做好新发急性呼吸道传染病联防联控工作，重点加强对新发急性呼吸道传染病风险区域来当地人员的健康提醒与观察。

2. 协助做好特殊群体服务。在保障防护安全的前提下，与残疾人、独居老人、行动不便的住户或其他有特殊需求的住户进行定期沟通，了解特殊群体的需求和困难，及时向社区居委会和有关行政部门报告情况，协助特殊群体做好疫情防控工作。

(四)重点公共区域防护

1. 做好公共区域清洁消毒工作。加强楼栋大堂、走廊、地下停车场、楼梯间等公共区域的清洁消毒管理，保持室内空气流通，每日通风 2~3 次，每次不少于 30 分钟，空气湿度大时，可采用换气净化器或其他通风装置协助进行通风。楼栋大堂、走廊、楼梯间、地下停车场等每周使用有效氯浓度为 250~500mg/L 的消毒液喷洒消毒 1~2 次。出入口不宜设置地毯，确需铺设地毯的，应每日使用清水冲洗，并使用有效氯浓度为 250~500mg/L 的消毒液喷洒消毒。

2. 做好常触部件消毒工作。认真做好出入口门把手、可视门禁系统面板、各楼层通道门拉手、楼梯扶手、电梯楼层按键等常触部件的消毒工作，每日使用有效氯浓度为 250~500mg/L 的消毒液或浓度为 75% 的医用酒精擦拭消毒 2~4 次。

(五)重点设施设备防护

1. 认真做好电梯防护。落实公共电梯清洁消毒。

2. 做好空调清洁消毒。落实空调通风系统运行及清洁消毒。

3. 做好日常活动设施消毒工作。公共座椅、健身器材、儿童娱乐设施等室外日常活动设施要保持清洁卫生，每周至少消毒 1~2 次，使用有效氯浓度为 250~500mg/L 的消毒液或浓度为 75% 的医用酒精进行擦拭。地面用有效氯浓度为 250~500mg/L 的消毒液进行喷洒。

(六)环境卫生清洁消毒

1. 及时对垃圾及收集容器清洗消毒。对果皮箱、垃圾桶等垃圾收集容器，应每天清理、收集垃圾 2 次以上。对垃圾量大的收集点，要随满随清。收集容器每天用水清洗一次，并用有效氯浓度为 1000~2000mg/L 的消毒液消毒一次。

2. 规范废弃口罩投放。有条件的小区应增设专门垃圾收集容器，用于收集废弃口罩。收集容器应内设塑料袋，避免废弃口罩投放时与容器直接接触。废弃口罩用有效氯浓度为 500~1000mg/L 的消毒液喷洒或浇洒垃圾至完全湿润，然后扎紧塑料袋口，按"其他垃圾"处理。

3. 做好垃圾转运站、环卫工具房消毒。垃圾转运站每次作业完成后，用水全面冲洗一次，再用有效氯浓度为 1000~2000mg/L 的消毒液对墙面、地面、站台、压缩装置、周围环境喷洒消毒一次，喷药量为 200~300mL/m²。每次作业完成后，用水将手推车、垃圾运输车等环卫工具冲洗一次，再用有效氯浓度为 1000~2000mg/L 的消毒液对环卫工具喷洒消毒一次。

4. 做好卫生间清洁消毒工作。加强公共卫生间清洁消毒，做好消毒记录，并每日公示消毒情况。

5. 减少化粪池清掏作业。确有必要进行化粪池清掏工作的，现场工作人员需在原有操作规范的基础上，佩戴一次性医用外科口罩或 N95 医用防护口罩，穿戴防护服、鞋套，清理完成后快速将现场清理干净，用有效氯浓度为500~1000mg/L的消毒液或75%酒精消毒。

6. 加强排水沟清洁。排水沟每周至少消毒1~2次，用有效氯浓度为250~500mg/L的消毒液进行喷洒。

7. 加强污水管道检查。若发生新发急性呼吸道传染病疫情，应对污水管道进行全面检查，如发现有破损，应立即维修。加强对小区住户卫生间清洁消毒的提醒，即居民卫生间地漏口非排水时用盖子遮挡，并每周一次将一杯清水（约500mL）倒进排水口，然后倒入有效氯浓度为2500mg/L的消毒液10mL（一茶匙），30分钟后再倒入一杯清水。

8. 加强清洁人员防护。清洁人员在作业时需穿着工作服（或防护服装），佩戴口罩和手套等护具。作业完成后要及时洗手，换洗工作服，保持个人卫生。建立每日健康检查制度，一旦发现清洁人员有发热、咳嗽等症状，立即停岗，做健康观察。

（七）新发急性呼吸道传染病防控宣传工作

1. 加强知识宣传。物业服务企业应通过短信、微信、朋友圈、公告栏、宣传栏等方式，及时向业主或使用人宣传新发急性呼吸道传染病防控要求，普及防控知识。

2. 及时通报疫情情况。物业服务区域及周边发生新发急性呼吸道传染病，物业服务企业应积极协助社区居委会和有关部门及时向业主和使用人通报疫情情况和下一步防控要求。物业服务企业通报的信息必须真实准确、来源可靠，不得擅自捏造、传播不实信息。

四、应急处置

（一）疑似症状人员处置

如发现物业管理区域内人员出现新发急性呼吸道传染病可疑症状，应避免继续接触他人，在临时医学观察点或单独观察间进行健康观察，做好防护，并送当地发热门诊就诊排查。

(二)病例处置

在做好防护的前提下,应将阳性病例立即转送当地指定医疗机构就诊排查,要积极配合当地疾控中心做好流行病学调查,尽快查明可能的感染源,在当地疾控中心的指导下,依法依规、精准管控,科学划定防控区域范围至最小单位,果断采取限制性防控措施。

(三)终末消毒

相关场所在当地疾控中心指导下,进行终末消毒,并对空调通风系统进行清洗消毒。

(四)其他处置措施

密切接触者和场所管控按照相关应急处置预案做好防控措施。

第三节 乡村新发急性呼吸道传染病防控

一、总体要求

各乡镇党委政府、村委会及相关单位要按照有关要求,结合本地分级情况,制定防控工作方案和新发急性呼吸道传染病疫情应急预案,处理好疫情防控和正常经营服务的关系,组织落实各项工作,防止疫情反弹在农业农村地区传播,保障人民群众身体健康和生命安全。本节内容适用于乡镇农村地区及其职责管辖范围内的农产品生产经营者、物业管理公司、出租屋、民宿、酒店、宾馆等单位疫情防控工作。

二、职责分工

各乡镇党委政府要落实整个属地防控主体责任,村委负责落实本村新发急性呼吸道传染病防控主体责任;物业管理公司负责落实管理区域防控主体责任;农产品生产经营者、酒店、宾馆等单位落实防控主体责任;出租屋业主对承租人防控负管理责任，承租人对防控负直接责任；民宿业主(主要负责人)负责落实民宿防控主体责任。相关业务主管部门落实监管责任，属地卫生健康部门负责提供技术指导。

三、主要措施

(一)健全新发急性呼吸道传染病防控机制

乡镇党委政府成立新发急性呼吸道传染病防控工作领导小组，实行一把手负总责，各村委成立健康管理小组，并同时设立健康管理责任人，主动对接属地卫生健康部门做好防控工作。乡镇政府要组织制定防控工作方案并部署实施，制定突发公共卫生事件报告与处置应急预案。各农业生产经销企业要制定切实可行的防控方案和应急处置措施，切实强化农机、渔业、畜禽屠宰、农(兽)药、饲料、农业园区和农村沼气、农场等重点行业领域安全监管。

(二)实行网格化管理

各乡镇、村实行网格化管理，村干部、医疗卫生工作人员、民警组成工作小组，对村居、自然村、家庭进行全覆盖排查，对从事饲养、收购、运输、销售畜禽等农产品的人员进行登记，及时掌握村民健康情况及外来人员动态。村委会负责登记出租屋和承租人，并要逐一造册建档，加强外来人员管理，配合工作小组提高排查的敏感性和精细化程度。乡村民宿、酒店、宾馆等单位应收集入住人员的目前健康状况信息、近期外地居住或旅行史，发现住客出现可疑症状，应建议其佩戴口罩并及时就近就医，发现疑似病例，需及时报告村委开展排查转诊。

各地、各单位要加强宣传推广，引导居民和外来人员做好健康情况申报、登记、解除医学观察电子告知书等个人健康信息登记管理工作。

(三)做好物资储备

乡镇、村和家庭应备置必需的防控物品和物资，如体温计、口罩、消毒用品等。保障防疫物资供应与管理，由专人负责，统一管理，统一调拨，做到日清月结、账实相符。各乡镇卫生院按照"分级、分类、定额"的管理原则，根据防控要求实施不同级别的防护措施，根据工作任务和工作人数储备相应防控物资。

(四) 人员健康管理

1. 重点地区来当地人员管理。各乡镇、村要发布告示，根据提前摸底情况对返村人员进行风险评估，并进行分类管理。

(1) 对于近期有疫情风险地区旅居史的人员，需通报属地卫生健康部门，联系乡镇或单位。在一个最长潜伏期内做好自我健康监测，避免与他人近距离接触，不参加聚会。

(2) 对于来自疫情低风险地区的人员，体温检测正常可正常出行、生活、工作。

2. 出入人员健康管理。人员进入时做好信息登记、健康筛查。一旦发现有疑似新发急性呼吸道传染病症状的人员，在做好个人防护的前提下，立即送就近的发热门诊排查治疗。

3. 做好健康教育和信息告知。

(1) 及时更新发布就诊和疫情信息。向公众发布就诊信息，出现呼吸道症状无发热者到乡镇卫生院就诊，发热患者到发热门诊就诊，新发急性呼吸道传染病病例、疑似病例到定点医院就诊。相关部门做好出行、旅行健康风险提示。

(2) 加强防控知识宣教。用健康提示、张贴宣传画、播放视频等多种方式，加强新发急性呼吸道传染病防治知识科学宣传普及，积极倡导讲卫生、除陋习，摒弃乱扔、乱吐等不文明行为，营造"每个人是自己健康第一责任人""我的健康我做主"的良好氛围。引导群众充分了解新发急性呼吸道传染病防治知识，正确佩戴口罩、做好室内通风与消毒，学会正确的洗手方法，养成良好卫生习惯，推广使用公筷公勺，倡导文明用餐好习惯，乘坐公共交通、前往人群密集场所，以及接触动物(尤其是野生动物)、禽类或其粪便时，做好防护。

(五) 做好个人卫生防护

1. 科学佩戴口罩、注意手卫生。科学佩戴口罩，加强手卫生，勤洗手，注重咳嗽礼仪，保持良好卫生习惯。

2. 特殊人群照顾。为老人、儿童、孕产妇、慢性病患者等特殊人群提供24

小时电话或者线上咨询服务。可根据当地条件，为独居或行动不便者提供必要的上门特需生活和医疗服务。

(六)重点场所管理

1. 落实重点场所及公共区域清洁通风消毒。各地、各单位要保持活动区域、办公区域，食堂、宿舍、卫生间、垃圾厢房等重点场所，公用设施和公共区域的门把手等高频接触物体表面的清洁消毒，及空调通风系统、电梯等重点设施维护管理，垃圾处理要注意分类收集，及时清运。

2. 开展爱国卫生运动。开展以环境整治为主、以药物消杀为辅的综合防治，对村民住宅、垃圾中转站、建筑工地等重点场所进行卫生清理，处理垃圾污物，消除鼠、蟑、蚊、蝇等病媒生物孳生环境。村委要协助疾控机构，做好病例家庭、住宅等疫点的消毒，以及公共场所清洁消毒。

四、应急处置

(一)疑似症状人员处置

如发现乡镇、村居及其职责管辖范围内的物业管理公司、出租屋、民宿、酒店、宾馆等人员出现发热、干咳、乏力等新发急性呼吸道传染病可疑症状时，应避免继续接触他人，在临时医学观察点或单独观察间进行医学观察，做好防护，并送当地指定医疗机构就诊排查。

(二)病例处置

在做好防护的前提下，应将阳性病例立即转送当地定点医疗机构就诊排查，要积极配合当地疾控中心做好流行病调查，尽快查明可能的感染源，在当地疾控中心的指导下，依法依规管控。

(三)终末消毒

病例涉及相关的重点场所应立即关闭，由疾控机构组织消杀力量对患者可能污染的居住场所、相关公共场所等的环境和物品开展终末消毒后方可重新开放。

（四）其他处置措施

密切接触者和场所管控按照相关应急处置预案做好防控措施。

第四节 公共场所新发急性呼吸道传染病防控

一、防控措施

1. 保持公共场所内空气流通。保证空调系统或排气扇运转正常，定期清洗空调滤网，加强开窗通风换气。

2. 保持环境卫生清洁，及时清理垃圾。

3. 公共场所进出口处和洗手间要配备足够的洗手液，洗手间要配备水龙头等供水设施，并保证正常工作。

4. 公用物品及公共接触物品或部位要加强清洗和消毒。

5. 加强宣传教育，设置新发急性呼吸道传染病相关防控知识宣传栏。利用各种显示屏宣传新发急性呼吸道传染病和冬春季传染病防控知识。

6. 建议在入口处使用快速红外体温探测仪对进入人员检测体温。

7. 在门口提供一次性口罩，供进入人员使用。

8. 公共场所工作人员要实行健康监测，若出现发热、乏力、干咳及胸闷等疑似急性呼吸道传染病感染的症状，不要带病上班，应主动戴上口罩到就近的发热门诊就诊。如果有相关疾病流行地区的旅游史，以及发病后接触过其他人，应主动告诉医生，配合医生开展相关调查。

9. 取消非必需的室内外群众性活动。

10. 限制人流密集、流动性大且通风不良的室内公共场所(如商场、影院、网吧、KTV 等)开放。应做到以下几点：

(1)进入人员要戴口罩，在门口提供一次性口罩。

(2)在入口处使用快速红外体温探测仪。发现发热症状病人，如是近期(最长潜伏期)从疫区来当地的人员，应在做好防护的前提下转运到定点收治医院；如是其他地方的人员，劝导其到就近发热门诊就诊。

（3）严格执行网吧管理规定，严禁未成年人进入网吧，必要时控制网吧人员密度。

（4）强制通风，开窗或使用排气扇换气。

（5）每天使用消毒剂对物体表面（地面、桌椅、电脑键盘、鼠标、麦克风等人体常接触的物体）进行消毒。

二、日常清洁及预防性消毒

环境及物品以清洁为主，预防性消毒为辅，应避免过度消毒，受到污染时随时进行清洁消毒。消毒方法如下：

1. 物体表面：对台面、门把手、电话机、开关、热水壶把手、洗手盆、坐便器等经常接触的物体表面，可使用有效氯浓度为 250~500mg/L 的含氯消毒剂擦拭，作用 30 分钟，再用清水擦净。

2. 地面：可使用有效氯浓度为 250~500mg/L 的含氯消毒剂用拖布湿式拖拭，作用 30 分钟，再用清水洗净。

三、常见消毒剂及配制使用

1. 有效氯浓度为 500mg/L 的含氯消毒剂配制方法：

（1）84 消毒液（有效氯含量 5%）：按消毒液：水为 1：100 的比例稀释。

（2）消毒粉（有效氯含量 12%~13%，20g/包）：1 包消毒粉加 4.8L 水。

（3）含氯泡腾片（有效氯含量 480~580mg/片）：1 片溶于 1L 水。

2. 75% 乙醇消毒液：直接使用。

3. 其他消毒剂：按产品标签标识，以杀灭肠道致病菌的浓度进行配制和使用。

四、注意事项

1. 含氯消毒剂有皮肤黏膜刺激性，配置和使用时建议佩戴口罩和手套，儿童勿触碰。

2. 乙醇消毒液使用应远离火源。

（李德云、肖峻峰、刘军卫、练海泉、梅文华）

第三章　企事业等集体单位防控

第一节　企事业等集体单位新发急性呼吸道传染病防控

一、日常防控工作

1. 利用单位宣传栏开展新发急性呼吸道传染病防治知识健康宣教。

2. 确保工作环境清洁卫生，保持室内空气流通。使用空调系统的单位要定期清洗空调。每天开启门窗，通风换气。开空调时，可同时开排气扇。定期用消毒水为办公室设备、门把手和电梯按钮进行消毒。

3. 开展手部卫生教育，各类场所配备洗手龙头、洗手液、抹手纸或干手机。倡导员工养成经常洗手的好习惯。

4. 减少不必要的各种大型集会和大型会议等活动。

5. 推广健康的生活方式，有条件的单位安排做工间操。尽量不加班。

6. 建立员工的病假记录制度。有员工出现发热、咳嗽等呼吸道症状时，应劝其不上班，并尽早到医院或社区卫生服务中心就诊治疗。

二、出现疑似感染症状应急处置

1. 疑似患者应立即戴上口罩就医。

2. 及时联系有关部门请求指导处理，并协助开展相关调查处置工作。

3. 根据有关部门建议，实行轮休制度、休假等减少人员密集的措施。

4. 停止或减少使用中央空调，并清洗消毒，打开门窗保持室内空气流通。

5. 启动晨检制度和健康申报制度。

三、日常清洁及预防性消毒

以清洁为主，以预防性消毒为辅，应避免过度消毒，受到污染时随时进行清洁消毒。消毒方法如下：

1. 表面：可使用有效氯浓度为 250~500mg/L 的含氯消毒剂擦拭，作用 30 分钟，再用清水擦净。

2. 地面：可使用有效氯浓度为 250~500mg/L 的含氯消毒剂用拖布湿式拖拭，作用 30 分钟，再用清水洗净。

四、常见消毒剂及配制使用

1. 有效氯浓度为 500mg/L 的含氯消毒剂配制方法：

(1)84 消毒液(有效氯含量 5%)：按消毒液∶水为 1∶100 的比例稀释。

(2)消毒粉(有效氯含量 12%~13%，20g/包)：1 包消毒粉加 4.8L 水。

(3)含氯泡腾片(有效氯含量 480~580mg/片)：1 片溶于 1L 水。

2. 75%乙醇消毒液：直接使用。

3. 其他消毒剂：按产品标签标识，以杀灭肠道致病菌的浓度进行配制和使用。

五、注意事项

1. 含氯消毒剂有皮肤黏膜刺激性，配置和使用时建议佩戴口罩和手套，儿童勿触碰。

2. 乙醇消毒液使用应远离火源。

第二节　厂矿、机关、企事业单位生产运营新发急性呼吸道传染病防控

一、总体要求

各单位要处理好新发急性呼吸道传染病防控和生产运营的关系，严格落实各

项防控措施。要做好运营前防控评估、运营后防控管理和异常情况处置与报告，统筹推进生产保障和防控任务。防止新发急性呼吸道传染病在机关、企事业单位、工地、厂矿企业传播，保障广大人民群众身体健康和生命安全。

二、防控措施

(一)加强新发急性呼吸道传染病防控组织领导

1. 成立新发急性呼吸道传染病防控机构。各单位要成立新发急性呼吸道传染病防控工作组，落实单位主体责任。各单位需明确防控第一负责人，要成立防控组织机构，建立内部防控体系，组织制定防控工作方案并部署实施，制定突发公共卫生事件报告与处理工作应急预案，明确新发急性呼吸道传染病防控应急措施和处置流程。

2. 建立协调机制。各单位业务主管部门落实监管责任，属地卫生健康部门负责疫情防控技术指导。各单位设立健康管理责任人，督促落实各项防控措施，主动对接属地卫生健康部门做好新发急性呼吸道传染病防控工作，充分发挥单位安全、健康、环保管理人员在新发急性呼吸道传染病防控工作中的作用。

3. 落实防控责任。各单位要将防控责任落实到部门、班组、岗位和个人，做好防控、物资储备、生活保障、治安保卫等工作。配备专人负责体温检测、通风消毒、个人防护用品发放、宣传教育等工作，指定专人负责本单位疫情防控情况的收集和报送工作。

(二)开展运营前准备，评估合格后运营

各单位在运营前分批次开展全员知识培训，包含单位后勤工作人员(保洁、输送人员)，对不同岗位的培训要有针对性。同时做好运营前防控物资准备，包括防护、消毒等用品。

各单位要对本单位新发急性呼吸道传染病防控工作进行综合评估，重点包括防护物资储备、人员培训、规章制度，评估合格后运营。

(三)提前摸底,实行健康状况报告

提前对员工摸底调查,了解员工,有无接触新发急性呼吸道传染病病例、疑似病例,近期身体状况。对单位返岗人员数量、计划出行时间等情况进行统计,做好上岗时间、健康监测、防疫物资等衔接工作。

实行健康状况报告。各单位要设立可疑症状报告电话,员工出现发热、呼吸道症状时,要及时向本单位如实报告。发现异常情况须及时报告,并采取相应的防控措施。

(四)设立临时观察点

各单位根据员工数量和场所等实际情况,可设置一定数量的临时观察间,用于发热,咳嗽等出现异常症状人员的临时健康观察。原则上,观察点要设在相对独立、通风良好的房间(可利用企业现有医务室),需配备1~2名工作人员,负责体温检测和发热人员的管理,并配备红外测温仪、水银温度计、一次性医用外科口、消毒纸巾、医用乳胶手套、快速手消毒剂、84消毒剂等物品,以及必要的木制或铁制椅子,不宜配置不易消毒的布质材料沙发,不能使用空调系统。

临时观察点的工作人员可穿戴工作服(白大衣)、一次性医用外科口罩、医用乳胶手套。

(五)加强员工管理和健康监测

实施分类精准防控策略,加强重点人群、重点场所管控工作。

1. 有序组织员工返岗。提前调度掌握返岗员工健康情况,对符合疫情防控要求的员工,合理组织分批次返岗。返岗途中应做好防护。

2. 做好日常症状监测。每天可在员工上下班时进行体温检测,并做好记录。发现异常情况,要报告并采取相应防控措施。

3. 严格返岗员工管理,严格落实健康检查和健康登记。建立员工健康台账,按照当地要求进行报备和分类进行健康管理。设立可疑症状报告电话,员工出可疑症状时,要及时向本单位如实报告。员工返工后,需做好特别防护期和一般防护期两个阶段的防控工作。

（1）特别防护期。新发急性呼吸道传染病一个最长潜伏期内为特别防护期，对返工返岗人员应立即进行健康检查和登记。健康检查内容包括发热、咳嗽等疑似新发急性呼吸道传染病症状，有医务室的单位可自行开展健康检查；无医务室的单位由相应健康体检机构进行健康检查，并将健康检查内容、既往疾病最长潜伏期内是否有发热、咳嗽等疑似新发急性呼吸道传染病症状以及既往疾病最长潜伏期内旅行史、接触史等相关内容详细登记在健康登记册中。特别防护期内，应每天测量并记录体温，做好每日健康记录。在特别防护期出现发热、咳嗽等疑似新发急性呼吸道传染病症状的员工，应到医疗机构发热门诊排查就诊。

（2）一般防护期。在经过疾病最长潜伏期后为一般防护期。在一般防护期，以班组/科室为小单位，开展健康筛查，重点筛查有无发热、咳嗽等症状，并如实在健康登记册中记录。设立健康管理员，负责收集单位员工健康状况，按规定向卫生健康部门报告员工健康状况。如有发热、乏力、干咳及胸闷等症状的员工，立刻报告健康管理员和上级领导，并电话告知相关单位，按其要求指引疑似患者到当地发热门诊做进一步检查或采取其他相应措施。应减少人员聚集。分批次安排员工进行上岗前以及在岗期间的职业健康检查，也可以适当延期开展职业健康检查。新发急性呼吸道传染病流行期间，应尽量减少大型集中会议、培训等聚集性活动。

（六）公共区域新发急性呼吸道传染病防控和管理

1. 会议管理。防控期间尽量减少举办多人参加的会议、集体培训、聚会等，必须举办时，要控制会议频次和规模，尽量缩短会议时间，参会人员需做好个人防护。提倡采用视频、网络、电话等线上会议。

2. 就餐管理。员工食堂应当设置洗手设施和配备消毒用品，供就餐人员洗手消毒。做好炊具餐具消毒工作，不具备消毒条件的，要使用一次性餐具，采取分餐、错峰用餐等措施，减少人员聚集，用餐时避免面对面就座，不与他人交谈。

新发急性呼吸道传染病疫情流行期间，应错峰分批就餐，控制同时就餐人数，就餐饭桌和座位增加距离。

3. 宿舍管理。员工宿舍应当严控入住人数，设置可开启窗户，定时通风。

对通风不畅的宿舍，应当安装排风扇等机械通风设备。盥洗室配设洗手池和消毒用品，定时清洁。

4. 做好电梯(扶梯)等公用设施的日常清洁和预防性消毒。在流水生产线车间等，需要装备洗手设施和快速手消毒剂等卫生用品，提高工作人员的自我卫生管理能力。

5. 做好医务服务。设立医务室的企业要调配必要的药物和防护物资，配合相关部门规范开展健康观察和追踪管理。未设立医务室的企业要与就近医疗机构建立联系，确保员工及时得到救治或医疗服务。关心关爱员工心理健康，及时疏解员工心理压力。

6. 清洁消毒。安排专人对办公区域、会议场所、生活设施及其他人员活动场所和相关物品定时消毒，对电梯按钮、门把手等频繁接触部位应当适当增加消毒次数。

7. 垃圾收集处理。在公共区域设置口罩专用回收箱，加强垃圾箱清洁，定期进行消毒处理。加强垃圾分类管理，及时收集并清运。

(七)指导员工做好个人防护

1. 强化宣传教育。应当对员工进行疫情防控教育，让员工掌握正确佩戴口罩、清洁消毒等防护知识，增强自我防护意识。要利用宣传栏、公告栏、微信群、单位网站等开展多种形式的新发急性呼吸道传染病防治知识健康宣教。在工作、生产和生活区显著位置张贴卫生防疫宣传海报、挂图等宣传品。

2. 加强个人防护。员工在进入生产、工作或施工现场等区域后，应当科学佩戴符合要求的口罩。接触粉尘的工作场所的劳动者，应当优先选用 KN95/N95 及以上可更换滤棉式半面罩、全面罩，定期消毒，更换滤芯，使用过程中应当有效防止因喷雾、水幕、湿式作业淋湿滤芯而降低防护性能。接触化学毒物的劳动者，除配备与职业病危害因素相适应的防毒面具(含滤毒盒)外，还应当根据工作场所人员情况，选配具有防颗粒功能的滤棉。在宿舍、食堂、澡堂、地面值班室、办公室、休息室等区域，可佩戴一次性医用口罩。

3. 保持良好卫生习惯。加强手部卫生，尤其是在佩戴和摘除口罩/面具、更换滤棉后，应当及时洗手。现场没有洗手设施时，可使用免洗消毒用品进行消毒。打喷嚏或咳嗽时，要用纸巾、手绢、衣袖等遮挡，倡导合理膳食、适量运动、规律作息等健康生活方式。

4. 加强班后活动管理。休息期间，员工尽量避免去人群聚集尤其是空气流动性差的场所，不聚集聊天、打牌等，降低聚集感染风险。

三、异常情况处置与报告

正常运营期间，当员工出现可疑症状或可疑感染病例时，应按照政府部门要求，及时有效地开展相关防控措施，防止疫情扩散蔓延。

1. 设立临时观察区域。当员工出现可疑症状时，应当及时到该区域进行暂时健康观察，并报告相关单位，按照相关规范要求及时安排员工就近就医。

2. 对相关区域进行消毒清洁。发现可疑症状员工后，应在专业人员指导下，对其活动场所及使用物品进行消毒。配合有关方面做好其他接触人员的防控措施。

3. 做好发现病例后的应对处置。企业一旦发现病例，要配合有关部门开展流行病学调查、疫点消毒等工作。

4. 做好散发病例的应对处置。出现散发病例后，相关单位进入特别防护阶段，应提高监测防控力度，配合相关单位做好病例搜索与管理，并做好终末消毒，在当地卫生健康部门的指导下落实各项防控措施。

5. 一周内出现 2 例及以上聚集性病例，应由疾病防控专家评估后采取相应管控措施。

第三节　企业新发急性呼吸道传染病防控

一、企业疫情防控措施

(一) 组织管理

各企业应高度重视新发急性呼吸道传染病防控工作。在各级政府领导下加强本企业防控工作，成立由主要负责人牵头的疫情防控领导小组，制定本企业防控工作方案和应急预案，按照"早发现、早报告、早治疗"的工作原则，建立健全相关防控制度，科学防控，精准施策。

(二)人员排查及管理

企业要做好员工排查登记，掌握每名员工健康状况，建立"一人一档"分类筛查机制，对员工(含食堂从业人员)落实晨检、因病缺勤登记与病因追踪、报告，加强外来访客管理，做好登记、症状筛查、个人防护等措施，若健康观察人员如出现发热等相关症状，立即报告相关单位，并配合做好排查和相关后续工作。

(三)企业临时健康观察点的设置

有条件的企业要设立员工临时观察点，用于出现异常症状等员工的临时健康观察，以及待排查员工的留观。

1. 临时隔离观察点的选点条件：

(1)和企业办公区、居住区有一定距离或相对独立，可控制人员进出。

(2)观察点内住宿房间必须为独立空调系统、卫生设施，房间数量原则上满足单独观察。

(3)具有良好的通信设施、上网设备及办公设施。

(4)有专职的驻点工作人员，有条件的可配备驻点医务人员。有足够的后勤服务人员，有相关污水及医疗废物处理措施，有足够的消毒设施。

2. 临时观察点主要工作内容：

(1)采取各种形式和方法宣传防治新发急性呼吸道传染病防控工作的政策、措施以及设立临时观察点的意义，获得员工的配合和支持。

(2)建立健全临时观察点接收人员登记、观察、消毒、学习、转诊、解除观察等各项规章制度，对被观察人员进行防治传染病知识的健康教育。

(3)实施观察时，应当书面或口头告知医学观察的缘由、期限、法律依据、注意事项和疾病相关知识。

(4)购置并储备适应临时观察点面积、消毒频次的消毒药物、消毒器械以及工作人员防护用品，做好工作人员个人防护。

（5）详细登记观察对象的姓名、性别、年龄、职业、与传染病病例关系、接触时间、接触方式、周围人群有无发病情况、居住地址、身体健康状况、联系方法等具体内容。

（6）每天最少早晚 2 次为被观察对象测量体温，询问检查其身体健康状况，重点检查其有无发烧、咳嗽、胸闷、气促、呼吸困难等自觉症状和体征。

（7）每天两次定时为各观察房间开窗换气、消毒，保持观察点基本卫生。

（8）被观察人员出现发热、咳嗽、气促等急性呼吸道感染症状者，须及时报告相关单位，并送属地定点医疗机构发热门诊诊治。

（9）员工被确诊为新发急性呼吸道传染病病例后，由相关单位，对其所住房间和到过的场所、所接触物品终末消毒。

（四）健康监测

做好员工健康监测登记。返工前，收集员工近期健康状况。每天了解职工健康状况。尤其是有员工密集工作场所或有集体宿舍的单位，要制定相应的健康检查制度，并由专人负责，严格执行。若有发热、咳嗽、乏力等症状，或近期有与发热咳嗽病人接触史的人员，嘱其不要带病上班，应主动戴上口罩到就近的定点救治医院发热门诊就诊。

必要时，可在工作场所入口处使用快速红外体温探测仪，对进入企业的人员开展体温探测。发现发热症状病人，嘱其戴上口罩前往就近发热门诊就诊。

（五）个人防护

做好员工口罩佩戴、手卫生（在洗手间、食堂、电梯、办公室等配备洗手液、消毒液）等个人防护工作。

1. 正确佩戴口罩。提前采购口罩等防护设备，提醒员工前往公众场所、就医和乘坐公共交通工具时，可佩戴一次性医用或医用外科口罩；空旷场地，不需要佩戴口罩。企业员工日常使用可选择一次性医用或医用外科口罩，其佩戴步骤。

2. 手卫生。在上班前、下班后摘掉口罩应首先洗手消毒，用七步洗手法清洁双手。

（六）企业重点场所疫情防控

企业应尽量减少食堂、员工宿舍、生产车间、监控室、休息室、会议室等场所的人员聚集。

1. 集体食堂。食堂进餐时，实行分餐进食，避免人员密集。餐厅应注意保持通风，每日至少消毒1次，餐桌椅使用后进行消毒。餐具用品须高温消毒。操作间保持清洁干燥，严禁生食和熟食用品混用，避免肉类生食。

2. 集体宿舍。应尽量使多人宿舍保持自然对流通风，减少使用空调。若自然通风不足，则应安装足够的机械通风装置（排气扇），确保做到充分通风透气。有条件的，应降低单位宿舍的居住人数。每日至少用消毒水对宿舍楼扶梯、门把手、房间地面等进行消毒一次。宿舍管理员应及时了解员工的健康情况，并早晚登记体温，当发现有员工出现发热、咳嗽等呼吸道症状，应劝其不上班，并让其戴上口罩到指定医疗机构就诊。

生产车间、建设工地、集体办公区可参见相关指南。

（七）环境清洁卫生

大力开展爱国卫生运动，保持各类场所的卫生清洁，进行垃圾分类并每日清理运出，落实对门把手、门禁、公共场所地面、电梯间（地面、墙面、按钮）、楼道、扶手、门把手、洗手间等易接触部位的消毒，以及定期空调清洗消毒等工作。人人动手除"四害"，大搞环境卫生，保持工作生活环境整洁，预防疾病发生。环境及物品以清洁为主，预防性消毒为辅，应避免过度消毒，受到污染时随时进行清洁消毒。消毒方法如下：

1. 物体表面：对台面、门把手、电话机、开关、热水壶把手、洗手盆、坐便器等经常接触的物体表面，可使用有效氯浓度为 250~500mg/L 的含氯消毒剂擦拭，作用30分钟，再用清水擦净。

2. 地面：可使用有效氯浓度为 250~500mg/L 的含氯消毒剂用拖布湿式拖拭，作用30分钟，再用清水洗净。

(八)防控物质储备

落实红外体温探测仪、消毒水(如含氯消毒剂、75%医用酒精等)、口罩等疫情防控物资储备保障情况(最少要有满足 7 天及以上的动态补充储备)。

(九)宣传教育与风险沟通

利用宣传栏、新媒体、微信、短信等对员工及家属开展卫生防控知识宣传教育,宣传内容包含正确佩戴口罩、勤洗手、不聚餐、不聚会,打喷嚏讲礼仪等。企业食堂配餐应注意营养搭配,清淡适口。教育员工搞好个人卫生,养成勤洗手等良好习惯,特别是班前、班后应洗手,提高员工预防疾病的意识。如必须乘坐公共交通工具时,建议佩戴口罩,途中尽量避免用手触摸车上物品。

对被观察员工要加强人文关怀,切实维护好企业的良好形象,高度关注被观察人员的思想动态,及时进行心理疏导。

二、常见消毒液体的配制及注意事项

(一)常见消毒剂及配制使用

1. 84 消毒液(有效氯 5%):常规按消毒液∶水为 1∶100 的比例稀释后即为有效氯 500mg/L。

2. 75%酒精消毒液:直接使用。

3. 日常用消毒剂:按产品标签标识,以杀灭肠道致病菌的浓度进行配制和使用。

4. 其他消毒剂:按产品标签标识,以杀灭肠道致病菌的浓度进行配制和使用。

(二)消毒注意事项

1. 进行消毒的工作人员应做好个人防护。消毒人员操作时应穿戴防护口罩、帽子、乳胶手套等。

2. 用 75%乙醇进行消毒时,要特别注意防火。乙醇消毒液使用应远离火源,不可将酒精用于大面积喷洒环境及物表消毒，如楼道会议室、办公室等都不可用酒精喷洒消毒，不建议使用酒精对衣物喷洒消毒，如果遇到明火或静电，可能发生燃烧。在使用酒精消毒时，需要保证通风，并且需要远离高温物体，千万不能与明火接触，比如做饭、打电话、吸烟、使用电蚊拍等行为在喷洒高浓度酒精后均不能立即进行。在使用酒精前，要清理周边易燃可燃物，在空气中直接喷洒酒精给电器表面和灶台消毒时，应先关闭电源和火源，待电器和灶台冷却后，再用酒精擦拭，以免酒精挥发导致爆燃。使用酒精消毒时，严禁吸烟。

3. 含氯消毒剂对皮肤黏膜有刺激性，配置和使用时建议佩戴口罩和手套，儿童勿触碰。

第四节　外来务工人员较集中的工厂新发急性呼吸道传染病防控

一、日常防控工作

1. 各单位负责人要关心职工健康，提高对预防和控制新发急性呼吸道传染病重要意义的认识，了解对新发急性呼吸道传染病的预防措施，并向职工宣传和抓好落实。

2. 提前摸底排查，掌握务工人员名单及其健康状况、旅程信息，提前采购口罩等防护设备，做好准备工作。

3. 疫情高发期，建议延长假期，推迟上班，错峰出行，可以降低传播风险。

4. 准备足够的临时观察间用于人员健康观察。

5. 每天了解职工健康状况，尤其是有员工密集工作场所或有集体宿舍的单位，要制订相应的健康检查制度，并由专人负责，严格执行。一旦发现有发热、咳嗽等疑似新发急性呼吸道传染病症状的员工，要尽快送正规医院就医排查。

6. 用工单位要改善居住条件，避免宿舍居住密度过大。

7. 用工单位开工时原则上不搞开年饭，不搞大型会议，避免人员聚集。

8. 工作场所尤其是人员密集的工作场所、员工集体宿舍，要尽量保证自然对流通风，若自然通风不足，应安装足够的机械通风装置(排气扇)，确保做到充分通风透气。空调工作场所应调节足够的新风分配量，并每周对新风房、过滤网等进行清洁、消毒二次以上。

9. 宣传卫生防病相关知识，教育员工搞好个人卫生，养成勤洗手等良好习惯，特别是班前、班后应洗手，提高员工预防疾病的意识。

10. 大力开展爱国卫生运动，加强健康教育，人人动手除"四害"，大搞环境卫生，保持工作生活环境整洁，预防疾病发生。

二、出现疑似感染症状应急处置

1. 疑似患者应立即戴上口罩就医。

2. 及时联系相关单位请求指导处理，并协助开展相关调查处置工作。

3. 若被诊断为新发急性呼吸道传染病患者，其密切接触者应接受一个疾病最长潜伏期内的医学观察。

4. 根据有关部门建议，实行轮休制度、休假等减少人员密集的措施。

5. 停止或减少使用中央空调，并清洗消毒，保持室内空气流通。

6. 启动晨检制度和健康申报制度。

三、日常清洁及预防性消毒

以清洁为主，预防性消毒为辅，应避免过度消毒，受到污染时随时进行清洁消毒。消毒方法如下：

1. 表面：可使用有效氯浓度为 250~500mg/L 的含氯消毒剂擦拭，作用 30 分钟，再用清水擦净。

2. 地面：可使用有效氯浓度为 250~500mg/L 的含氯消毒剂用拖布湿式拖拭，作用 30 分钟，再用清水洗净。

四、常见消毒剂及配制使用

1. 有效氯浓度为 500mg/L 的含氯消毒剂配制方法：

(1)84 消毒液(有效氯含量 5%)：按消毒液：水为 1：100 比例稀释。

(2)消毒粉(有效氯含量 12%~13%，20g/包)：1 包消毒粉加 4.8L 水。

(3)含氯泡腾片(有效氯含量 480~580mg/片)：1 片溶于 1L 水。

2. 75%乙醇消毒液：直接使用。

3. 其他消毒剂：按产品标签标识，以杀灭肠道致病菌的浓度进行配制和使用。

五、注意事项

1. 含氯消毒剂有皮肤黏膜刺激性，配置和使用时建议佩戴口罩和手套。儿童勿触碰。

2. 乙醇消毒液使用应远离火源。

第五节 单位食堂新发急性呼吸道传染病日常预防

一、总体要求

各单位食堂要按照有关要求，结合本地实际情况，组织落实日常预防相关工作，严格遵守相关规定，保障单位食堂员工健康、场所卫生及职工用餐安全。本节内容适用于各级各类机关、企事业单位提供餐饮服务的单位食堂。

二、职责分工

各单位及其食堂经营单位要落实疫情防控主体责任，属地主管部门落实监管责任，属地卫生健康部门负责提供新发急性呼吸道传染病预防技术指导。

三、基本要求

1. 单位食堂需具有合法经营资格。

2. 单位食堂需具有防护物资储备能力，需要准备充足的防护物资(至少储备普通级别防护口罩、医用酒精/消毒水、体温计等)，保障工作人员日常工作防护需求。

3. 停工后首次恢复堂食的单位食堂，需对食堂场所、设备设施、餐饮用具、食品储存场所等进行一次彻底全面的清洗消毒。

4. 各食堂所在单位根据员工数量和场所实际情况，设置一定数量的临时观察间，用于症状异常人员的健康观察。观察点要设在相对独立、通风良好的房间，需配备 1~2 名工作人员，负责体温检测和发热人员的管理，并配备水银温度计、一次性医用外科口罩、消毒纸巾、医用乳胶手套、快速手消毒剂、84 消毒剂等物品，配备木制或铁制椅子，不宜配置不易消毒的布质材料沙发。

四、从业人员管理

(一)建立健全防控制度

严格按照《餐饮服务食品安全操作规范》，压实防控责任，严格管理从业人员，杜绝从业人员带病上岗。

(二)落实人员分类管理

各单位食堂对员工的健康管理负主体责任，员工要如实告知流行病学史，如是否近期有接触过新发急性呼吸道传染病确诊或疑似病例。

(三)设立健康管理员

各单位要安排专门人员负责收集单位员工健康状况，对从业人员进行晨检和体温监测，体温≥37.3℃或出现发热、乏力、干咳及胸闷等症状的员工不得上岗。主动配合相关部门做好员工健康信息登记和管理工作。

(四)强化卫生防疫知识宣教

要提高工作人员的自我卫生管理能力，上岗期间可佩戴口罩。从业人员制备餐食前、加工生食或熟食之后、餐前便后、接触垃圾后，要用流动水和皂液采用七步洗手法洗手，手部揉搓时间不少于 15 秒。不在水龙头下直接冲洗生的肉制品，防止溅洒污染。

五、用餐管理

传染病流行期间可分批就餐，控制同时就餐人数，减少就餐饭桌，增加座位间距离。提供公筷公勺餐具，有条件的单位食堂提供一次性餐具，防止交叉污染。如必要，可视情况暂停堂食，打包单独用餐。

六、场所防控

(一)食品加工场所卫生清洁

具有安全合规的食品加工场所，定时对食品加工场所进行卫生清理，并保证避免消毒液、酒精等直接接触餐具、食材和菜品。

(二)餐具清洗消毒

确保餐具严格清洗消毒后使用。

(三)餐后桌椅进行清洗消毒

每日职工就餐完毕离开后，需对桌椅进行清洗消毒。

(四)重点场所消毒清洁

每天对就餐场地、保洁设施、人员通道、电梯间等场所设施进行消毒保洁。

(五)就餐和加工场所保持通风

保持食品加工场所和就餐场所的空气流通，定期对空气过滤装置进行清洁消毒。

(六)食品储存场所通风清洁

对冷冻冷藏和保鲜场所和设备进行全面维护保养和全面的清洁卫生。对用于储存食品的地下室等场所加强通风，增设机械通风设施。

(七)明显位置张贴公告海报

在用餐场所的显示屏显示或明显位置张贴新发急性呼吸道传染病公告和防控知识海报。

七、原材料采购验收、储存与加工管理

1. 坚决禁止购买、屠宰、储存、加工、烹饪野生动物等违法行为。

2. 不得采购、饲养和现场宰杀活禽畜动物。

3. 对每天送货原材料，尤其对冻肉、水产、海鲜做好索证索票及溯源工作，提倡无接触收货。

4. 食品加工制作要符合食品安全操作规定。生熟食品分开加工和存放，尤其在处理生肉、生水产品等食品时应格外小心，避免交叉感染。

5. 加强肉、海鲜类等冷冻食品储藏安全，食品原材料坚持覆盖保鲜膜或加盖再进行储存，防止交叉污染。

八、应急处置

(一) 疑似症状人员处置

如发现食堂工作人员出现发热、干咳、乏力等新发急性呼吸道传染病可疑症状，应避免继续接触他人，在临时观察点进行健康观察，做好防护，并视情况送当地发热门诊就诊排查。

(二) 病例处置

新发急性呼吸道传染病患者应根据医嘱采取相应治疗，休息期间避免参加集体活动和进入公共场所，患者在体温恢复正常、其他不适症状消失后或根据医生建议，无异常后方可返回。

(三) 终末消毒

相关场所在相关单位指导下，进行终末消毒，并对空调通风系统进行清洗消毒。

(四) 其他处置措施

场所管控等其他事项按照相关应急处置预案做好防控措施。

第六节　工业园区(开发区)新发急性呼吸道传染病日常预防

一、总体要求

各园区(包括工业园、各种类型开发区等)的管理机构及驻园企业要按照相关要求,处理新发急性呼吸道传染病日常预防和生产研发、经营服务的关系,防止疾病在园区内传播,保障人民群众身体健康和生命安全。

二、职责分工

各地市政府要落实属地责任,对本地新发急性呼吸道传染病防控工作负总责,各园区管理机构要落实园区防控主体责任,各驻园企业落实本单位防控主体责任,属地业务主管部门落实监管责任,属地卫生健康部门负责提供技术指导。

三、主要措施

(一)健全新发急性呼吸道传染病防控机制

各园区要成立新发急性呼吸道传染病防控专项小组。指定防控第一负责人园区和驻园企业要成立健康管理小组,并同时设立健康管理责任人,主动对接属地卫生健康部门做好防控工作,制定防控工作方案并组织实施,制定突发公共卫生事件报告与处理工作预案。

(二)人员健康管理

1. 落实员工分类管理。各园区要组织驻园企业根据摸查情况对返岗或新入职人员进行风险评估,并进行分类管理。

2. 加强员工健康监测。园区管理机构要督促园区内各驻园企业落实员工健康管理主体责任,园区企业要设置健康管理员,设立可疑症状报告电话,员工如出现发热(≥37.3℃)、干咳、呼吸道感染症状,应及时向本单位报告,并做好防控措施。要每天汇总员工健康状况，若发现异常情况，及时向当地相关部门报告并采取相应的防控措施。

3. 设置健康观察室。园区根据员工数量和场地等实际情况，可设置一定数量的临时观察间，用于体温等症状异常人员的临时健康观察。观察点要设在相对独立、通风良好的房间，需配备 1~2 名工作人员，负责体温检测和发热人员的管理，并配备红外测温仪、水银温度计、医用外科口罩、消毒纸巾、医用乳胶手套、速干手消毒剂、84 消毒剂等物品。有条件的配备木制或铁制椅子，不宜配备不易消毒的布质材料沙发。

4. 加强防控知识宣教。用健康提示、张贴宣传画、视频播放等多种方式，加强新发急性呼吸道传染病防治知识科学宣传普及，积极倡导讲卫生、除陋习，摒弃乱扔、乱吐等不文明行为，营造"每个人是自己健康第一责任人""我的健康我做主"的良好氛围。引导员工充分了解新发急性呼吸道传染病防治知识，科学佩戴口罩、做好室内通风与消毒，学会正确的洗手方法，养成良好卫生习惯，推广使用公筷公勺，倡导文明用餐好习惯，乘坐公共交通、前往人群密集场所，以及接触动物(尤其是野生动物)、禽类或其粪便时，做好防护。

(三)员工卫生防护

1. 科学佩戴口罩。工作人员应科学佩戴口罩。可随身备用一次性医用口罩，办公场所及厂房车间人员确保有效通风换气，作业岗位工作人员保持 1 米以上安全距离。

2. 注意手卫生。工作人员在上下岗期间应当洗手，可用有效的含醇速干手消毒剂，特殊条件下，也可使用含氯或过氧化氢手消毒剂。有肉眼可见污染物时，应当使用洗手液在流动水下洗手。在工作中避免用手或手套触碰眼睛。

3. 环卫工人防护。园区内环卫工人工作时需穿工作服(或防护服装)、戴口罩、手套。作业完成后，要及时洗手(可用速干手消毒剂对手进行消毒)，工作服每日清洁消毒，保持个人卫生。

(四)重点场所重点设施卫生清洁

1. 强化室内通风。加强园区内各室内场所空气流通，首选自然通风，尽可能打开门窗通风换气。

2. 加强重点场所清洁消毒。加强园区内办公场所、生产车间、食堂、集体宿舍、卫生间、垃圾厢房、电梯、地下停车场等重点场所清洁消毒，做好消毒记录并每日公示消毒情况，机构进出口处和洗手间要配备足够的洗手液，洗手间保证水龙头等供水设施正常工作。公用物品及设施应每日清洗和消毒。

3. 垃圾清运处理。园区内各企业办公区域、生产车间、食堂、集体宿舍、公共卫生间等场所每天产生的垃圾应当及时清理，运送至专门垃圾处理区域内分类管理、定点暂放、及时运转。各场所垃圾暂存地周围应当保持清洁，每天至少进行一次清洁消毒。

(五)食品卫生及用餐管理

提供餐饮的(含单位食堂)机构要加强食品和饮用水的安全管理工作。

1. 食品加工制作符合要求。食品加工制作要符合食品安全操作规定，生熟食品分开加工和存放，尤其在处理生肉、生水产品等食品时应格外小心，避免交叉污染。

2. 食品加工场所清洁卫生。具有安全合规的食品加工场所，定时对食品加工场所进行卫生清理，并保证避免消毒液、酒精等直接接触餐具、食材和菜品。

3. 食品储藏防止交叉污染。加强肉、海鲜类等冷冻食品储藏安全，食品原材料坚持覆盖保鲜膜或加盖再进行储存，防止交叉污染。

4. 用餐者保持一定距离。通过采取减少桌椅摆放、间隔 1 米、错位用餐等措施，加大就餐者之间的距离，有疑似症状的人员单独就餐。

四、应急处置

(一)疑似症状人员处置

如发现园区出现发热、干咳、乏力等新发急性呼吸道传染病可疑症状时，应避免继续接触他人，在临时观察间进行健康观察，做好防护，并视情况送当地指定医疗机构就诊排查。

(二)病例处置

新发急性呼吸道传染病患者应根据医嘱采取相应治疗，休息期间避免参加集体活动和进入公共场所，患者应积极配合相关单位做好流行病学调查，机构应在相关单位的组织下做好处置措施。新发急性呼吸道传染病患者在体温恢复正常，其他不适症状消失后或根据医生建议，无异常后方可返回。

(三)终末消毒

相关单位在当地相关单位指导下，对可能污染的工作、居住和公共场所的环境和物品及空调通风系统等开展终末消毒。

(四)其他处置措施

场所管控等其他事项按照相关应急处置预案做好防控措施。

(张恒秋、马丹、叶中文、林波、张瑞珊、梅文华)

第四章 托幼园所和学校机构防控

第一节 托幼园所新发急性呼吸道传染病防控

一、适用范围

本节内容适用于托幼机构(含 3 岁以下幼儿托育机构等)的新发急性呼吸道传染病防控工作。

二、目标要求

把师生生命安全和身体健康放在第一位,坚持科学精细防控,严防新发急性呼吸道传染病输入校园,严防发生校园聚集性疫情。

三、主要措施

(一)工作原则

1. 统一领导,属地管理原则。按照统一部署,在属地党委、政府的统一领导下,按照具体分工和要求,协调一致,密切配合。

2. 预防为主,以人为本原则。要采取一切必要措施,及时果断进行疫情处置。坚持预防为主,最大限度减少人员暴露和感染的风险。依靠专家,共同参与,科学应对。要重视对弱势群体人员的帮扶工作。

3. 即时响应,分级负责原则。根据疫情的起因、规模、危害程度和事态发展，立刻启动快速反应机制和应急预案，科学有效地开展应急救援工作。

4. 联防联控，依法处置原则。要加强与卫生、公安、应急等部门的沟通联系，形成联防联控的工作格局。要按照有关法律、法规和规章，依法有序、有力、有效处置疫情。

5. 信息共享，分工协作原则。充分运用现代通信技术和信息网络，建立完善疫情信息反馈机制。规范强化信息反馈的时限、程序、职责、要求，及时将有关信息向当地疾控机构和主管教育行政部门报告，并逐级报告至上级相关部门确保信息畅通、快捷高效。

(二)托幼机构疫情防控体系

1. 成立托幼机构疫情防控工作领导小组，托幼机构主要负责人为第一责任人，分管领导为直接责任人，各部门负责人为本部门防控工作责任人，多校区办学的托幼机构，每个校区必须指定防控工作的责任人。

2. 成立托幼机构防控专项工作机构，托幼机构综合协调部门牵头，总务、教务、后勤、卫生室(保健室)、儿童管理、宣传、财务等部门负责人和相关人员组成，明确职责分工，责任到岗，任务到人，经费保障到位。建立托幼机构、年级、班级三级防控工作联系网络，及时收集和报送相关信息。

3. 明确相关单位联系人及其联系方式，开展联防联控。

(三)防控工作预案和制度

各地各托幼机构根据儿童和教职员工情况，制定防控队伍建设联防联控、工作流程、物资保障、信息报送、管理措施、突发公共卫生事件报告与处理等方面工作预案，并从实战角度细化各项管理规章制度，明确责任人的职责。根据预案要求，对相关人员进行培训，特别注重对卫生保健人员、班主任、保洁、门卫和食堂等关键岗位负责人的培训。

做好每个教职工、儿童返校前的身体健康状况追踪登记，保证返校的教职员工和儿童都能够得到全覆盖的健康监测、健康保护。各托幼机构要设立独立的健康观察区(室)。

(四)信息收集与监测

1. 各托幼机构要梳理本校在开学前、开学时、开学后需要监测、收集和报告的信息,形成对应的报告流程。

2. 发现异常情况,迅速上报。

3. 建立信息发布机制,通过校园网、公众号等向全校师生发布防控信息、返校要求,确保师生了解相关防控工作安排。

4. 加强假期专人值班值守,并对值班人员进行培训,公布值班电话并报主管教育行政部门备案。

四、疫情防控措施

(一)托幼机构开园前

1. 制定本园新发急性呼吸道传染病防控工作方案,包括防控工作领导小组、各岗位工作责任制度(第一责任人、各部门、各班级、各老师)、防控工作流程、信息上报流程、家长沟通机制、应急处置预案等。制度明确,责任到人,并进行培训和演练,并指定本单位防控第一责任人。

2. 每日了解教职员工及儿童健康情况,向主管部门报告具体情况。

3. 根据上级主管部门要求和新发急性呼吸道传染病防控方案,对全体教职员工进行制度、知识和技能培训。

4. 开园前,对园区进行卫生清洁和预防性消毒。

5. 所有教职员工和儿童,经自我健康监测无异常,无发热、干咳等可疑症状方可入园。

6. 做好防控工作的相关物资储备,准备充足的洗手液、手消毒剂、口罩、手套、酒精、消毒液、体温计、包、紫外线消毒灯等。

7. 设立(临时)观察室。位置应相对独立,以备人员出现发热等情况时进行健康观察使用。

(二)托幼机构开园后

1. 每日了解教职员工及儿童健康情况,根据防控要求向主管部门报告具体情况。

2. 对各类生活、学习、工作场所(如活动室、睡眠室、盥洗室、教师办公室、音乐室、洗手间等)加强通风换气,每日通风不少于 3 次,每次不少于 30 分钟。

3. 对园区进行日常消毒。地面和公共区域设施可使用含氯消毒剂(有效氯为 250~500mg/L)擦拭,作用 30 分钟后用清水擦净。公共上课场所(如音乐室、舞蹈室、活动室等)每批儿童进入之前都要进行一次消毒。

4. 加强物体表面清洁消毒。每天定期消毒并记录,对门把手、水龙头、楼梯扶手、床围栏等高频接触表面,可用有效氯为 250~500mg/L 的含氯消毒剂进行擦拭。每日"三餐两点"前对儿童就餐桌面常规消毒。

5. 加强餐(饮)具的清洁消毒,餐(饮)具应当一人一具一消毒,餐(饮)具去残渣、清洗后,煮沸或流通蒸汽消毒 15 分钟,或采用热力消毒柜等消毒方式,或采用有效氯浓度为 250mg/L 的含氯消毒剂浸泡 30 分钟,消毒后应当将残留消毒剂冲净。

6. 卫生洁具可用有效氯浓度为 500mg/L 的含氯消毒剂浸泡或擦拭消毒,作用 30 分钟后,清水冲洗干净,晾干待用。

7. 加强垃圾分类管理,及时收集清运,并做好垃圾盛装容器的清洁,可用有效氯浓度为 500mg/L 的含氯消毒剂定期对其进行消毒处理。

8. 建议教师授课时佩戴医用口罩。

9. 教职员工和儿童每日入园时可开展健康检查,严格落实儿童晨、午(晚)检和全日观察制度。晨检时,工作人员要佩戴口罩和一次性手套。

10. 严格落实教职员工及儿童手卫生措施。儿童出现以下情况必须洗手:入园后、进食前、如厕前后、从户外进入室内、接触污渍后、擤鼻涕后、打喷嚏用手遮掩口鼻后、手弄脏后等。

11. 加强因病缺勤管理。做好缺勤、早退、病事假记录,发现因病缺勤的教职员工和儿童,及时进行追访、登记和上报。

12. 新发急性呼吸道传染病流行期间,减少或尽量避免组织大型集体活动。

13. 采用各种形式面向教职员工、儿童和家长开展新发急性呼吸道传染病预防的宣传教育。教会儿童正确的洗手方法,培养儿童养成良好的卫生习惯,咳嗽、打喷嚏时用纸巾、衣袖遮挡口鼻。指导家长在疫情防控期间不带儿童去人员密集和空间密闭场所。

(三)出现疑似感染症状应急处置

1. 教职员工出现发热、干咳、乏力等可疑症状，嘱其佩戴口罩做好个人防护，去辖区内发热门诊就诊排查。

2. 儿童出现发热、干咳、乏力等可疑症状，可引导其在(临时)隔离室进行健康排查，同时通知家长领返，带儿童去辖区内设有儿科发热门诊的医疗机构就诊，并做好防护。

3. 对共同生活、学习的一般接触者进行健康风险告知，如出现发热、干咳等呼吸道症状以及腹泻、结膜充血等症状，要及时就医，避免带病上班、上学。

4. 安排专人负责与停班停课休息治疗的教职员工或儿童的家长进行联系，了解教职员工或儿童每日健康状况。

(四)教职工和儿童返校途中安全防护知识要点

1. 如有发热咳嗽等症状，应戴上口罩及时就医，排除感染可能后再择期返校。

2. 乘坐公共交通工具、进入公共场所时，应全程佩戴口罩。

3. 全程保持手卫生，减少接触交通工具的公共物品或部位，接触公共物品，咳嗽手捂之后、饭前便后应用洗手液或香皂流水洗手，或者使用免洗手消毒液，避免用手接触口鼻眼，打喷嚏或咳嗽时用纸巾捂住并妥善处理废弃纸巾，无纸巾时可用手肘衣服遮住口鼻。

4. 应留意周围旅客状况，发现身边出现可疑症状者，须及时报告乘务人员。

5. 做好健康监测，自觉发热时要主动测量体温，若出现可疑症状，须尽量避免接触其他人员，视病情及时就医。

6. 旅途中如需到医疗机构就诊，应主动告诉医生个人近期是否接触过新发急性呼吸道传染病确诊病例或疑似病例，配合开展相关流行病学调查。

7. 到校园后按要求报告，登记相关信息，填写健康卡。

第二节 中小学校新发急性呼吸道传染病防控

做好中小学校新发急性呼吸道传染病防控工作，降低学校疫情传播风险，保障广大师生身心健康。

一、建立健全防控体系和机制

1. 成立学校新发急性呼吸道传染病防控工作领导小组，指定第一责任人以及直接责任人以及小组成员。明确职责分工，落实责任到岗，分配任务到人，保障经费到位。

2. 制定开学准备工作方案、学校突发公共卫生事件应急预案、心理干预预案，并开展应急演练。严格落实传染病疫情报告制度、晨午（晚）检制度、因病缺课登记追踪制度、复课/复工证明查验制度、通风消毒制度、环境卫生检查通报制度、健康管理制度、免疫接种证查验制度、传染病防控健康教育制度。

3. 建立"家长、班级、年级、学校"四级防控工作联系网络，及时进行信息上报和反馈。

4. 建立联防联控机制，明确属地疾控机构、社区卫生服务中心、就近医疗机构发热门诊/定点医院等相关单位的联系人及其联系方式。

二、开学前防控措施

（一）师生健康管理

1. 做好师生健康监护。学校每日监测教职员工及学生健康情况，实行"日报告""零报告"制度，并向主管部门报告。

2. 做好特定人员排查。全体教职员工无发热、干咳乏力等不适症状，方可返校返岗。

3. 做好健康告知。敦促教职员工、学生及家长做好个人防护，戴口罩、勤洗手，少外出、不扎堆、不聚集，保持社交距离，降低感染风险。合理膳食、充足睡眠、适度运动。

4. 做好分年级、分班级错峰返校安排。按照各年级、班级、宿舍学生学习和生活规律，规划好区域活动路线，制定错峰作息时间表，尽量避免不同班级、宿舍人员之间交叉。

(二)应急演练及技术物资储备

1. 开展应急演练。结合学校实际，可开展一次应急模拟演练，明确职责分工，落实责任到人，规范处置流程。

2. 开展全员培训。对全体教职员工开展防控制度、个人防护及通风消毒等知识和技能培训，熟悉相关教学和学生管理要求。强化对卫生保健、班主任、保洁、安保、宿管和食堂等关键岗位及负责人的培训。

3. 储备充足防控物质。做好体温监测设备、口罩、手套、洗手液、手消毒剂、消毒药品及器械、防护服等防控物资的储备，数量充足，确保符合相关产品标准和卫生防疫要求。

4. 改善卫生设施。配备充足的洗手设施，每40~45人设一个洗手盆或0.6m长盥洗槽，并备有洗手液、肥皂等。配备速干手消毒剂，有条件时可配备感应式手消毒设施。

5. 设立(临时)观察室，位置应相对独立，以备人员出现发热等症状时进行暂时健康观察。

(三)校园环境卫生管理

1. 开学前，对学校各类场所进行彻底清洁，加强通风排气，对物体表面进行预防性消毒，对空调管道和滤网进行彻底清洗和消毒。

2. 清理整治学校内外环境，清除病媒生物孳生地，进行一次全面消杀。

3. 检查洗手间、实验室等下水管道，确保无漏气、漏水，无安全隐患。

三、开学后防控措施

(一)开学返校管理

1. 开学返校时，安排学生分年级、分班级错峰有序进入校园。按照指定路线、流程，办理相关手续，并熟悉学校疫情防控期间的学习及生活安排。

2. 如实施封闭式管理，上学期间学生原则上不得离校。有条件的学校尽量安排教职员工入住专属集体宿舍，尽量不离校。

3. 家长、校外人员探视探访时，做好信息登记。指定专门场所放置外送物品。

(二)信息报送管理

1. 每日掌握教职员工及学生健康情况，并向主管部门报告。

2. 加强因病缺勤管理。做好缺勤、早退、请假记录，对因病缺勤的教职员工和学生。及时追访，按要求在"学校传染病症状监测系统"中填报。

3. 学生、教职员工如出现发热、干咳、乏力、鼻塞、流涕、咽痛、腹泻等症状，按照要求及时报告处置。

(三)有序错峰作息安排

1. 按照学校年级、班级、宿舍学生学习和生活规律，规划好区域活动路线，制定错峰作息表，在教学楼、宿舍楼、食堂等公共场所，以及公共洗漱沐浴场所等人群密集活动场所，错峰活动，有效保持距离，尽量做到出入不交叉，尽量避免年级、班级间学生交叉，减少宿舍间学生交叉。

2. 减少或避免组织大型集体活动、混班活动，减少班级、宿舍人员之间的交叉活动。

(四)健康管理

1. 认真落实每日对学生及教职员工的晨、午(晚)检工作。

2. 建议师生科学佩戴口罩，做好个人防护。

3. 采用多种形式对教职员工、学生和家长开展个人防护与消毒等防控知识宣传和指导。正确戴口罩、手卫生，培养学生养成良好卫生习惯，咳嗽、打喷嚏时用纸巾、衣袖遮挡口鼻。

4. 严格落实教职员工及学生手卫生措施。餐前、便前便后、进校前、接触垃圾后、外出归来、使用体育器材、学校电脑等公用物品后、接触动物后、触摸眼睛等"易感"部位之前、接触污染物品之后，均要洗手。确保洗手设施运作正常，洗手时应当采用洗手液或肥皂，在流动水下按照七步洗手法彻底洗净双手，也可使用速干手消毒剂揉搓双手。

(五)校园环境卫生管理

1. 各类生活、学习、工作场所(如教室、宿舍、体育馆、图书馆、食堂、教师办公室、洗手间等)加强通风换气，采用开窗自然通风，或加强机械通风。按照规范要求定期对空调系统进行清洁消毒。

2. 加强物体表面清洁消毒。保持教室、宿舍、图书馆、食堂等场所环境整洁卫生，每日定期消毒并记录。对卫生间门把手、马桶按钮、水龙头、楼梯扶手、电梯按钮等高频接触表面，增加消毒频次，用有效氯为 250~500mg/L 的含氯消毒剂进行擦拭，也可采用消毒湿巾进行擦拭。

3. 加强餐(饮)具的清洁消毒，餐(饮)具应当一人一具一用一消毒，学生可自带餐具。公用餐(饮)具去残渣、清洗后，煮沸或流通蒸汽消毒 15 分钟，或采用热力消毒柜等消毒方式，或采用有效氯为 250mg/L 的含氯消毒剂浸泡 30 分钟，消毒后应当将残留消毒剂冲净。

4. 加强卫生间清洁消毒。对卫生间可增加消毒频次。拖布和抹布等清洁工具应专区专用、专物专用，做好标识，避免与其他场所的清洁工具交叉污染。使用后，采用有效氯浓度为 500mg/L 的含氯消毒液浸泡消毒，作用 30 分钟后用清水冲洗干净，悬挂晾干后分区存放。

5. 卫生洁具可用有效氯为 500mg/L 的含氯消毒剂浸泡或擦拭消毒，作用 30 分钟后，清水冲洗干净。

6. 加强垃圾分类管理，设置废弃口罩专用垃圾桶，每天及时收集清运。垃圾可用有效氯浓度为 500mg/L 的含氯消毒液喷洒垃圾至完全湿润，扎紧垃圾袋口，作用 30 分钟后按生活垃圾处理。做好垃圾盛装容器的清洁，每日用有效氯为 500mg/L 的含氯消毒剂对其进行消毒处理。

7. 定期检查洗手间、实验室等场所的下水管道，避免漏气、漏水。

(六)防控物资使用和管理

1. 定期检查防控物资使用情况，及时补充储备。

2. 妥善保管消毒剂，标识明确，避免误食或灼伤。实施消毒处理时，操作人员应当采取有效防护措施。

3. 对手持式体温监测设备及时进行消毒，定期进行设备校准。

(七)重点场所区域管理

学校教室、宿舍、食堂、安保门卫室、卫生间、卫生保健室、健康观察区等相关重点场所区域防控管理详见相关新发急性呼吸道传染病疫情防控工作指引。

四、出现疑似感染症状应急处置

1. 教职员工如出现发热、干咳、乏力、鼻塞、流涕、咽痛、腹泻等症状，应当上报学校负责人，并及时按规定去发热门诊就医。尽量避免乘坐公共交通工具，前往医院路上和医院内应当佩戴医用外科口罩(或其他更高级别的口罩)。

2. 学生如出现发热、干咳、乏力、鼻塞、流涕、咽痛、腹泻等症状，应当及时向班主任、校医报告，按照要求采取健康观察，进一步鉴别排查。如不能排除，则指导其到指定发热门诊就医。

3. 教职员工或学生中如出现新发急性呼吸道传染病疑似病例，应当启动应急预案，按照最新疫情应急处置流程做好人员和场所管理，立即向教育主管部门、辖区疾病预防控制中心报告，配合做好流行病学调查等工作，组织落实校园疫点消毒等控制措施。

4. 对共同生活、学习的一般接触者进行风险告知，如出现发热、干咳等疑似症状时及时就医。

5. 专人负责与停班停课休息治疗的教职员工或学生的家长联系，掌握其健康状况。

第三节 学校学生日间托管机构新发急性呼吸道传染病防控

做好校外托管机构新发急性呼吸道传染病疫情防控安全管理工作，确保托管学生、老师和人民群众身体健康和生命安全。

一、适用范围

本节内容适用于学校学生日间托管机构(以下简称"托管机构")新发急性呼吸道传染病防控工作。

二、总体要求和基本原则

各托管机构提供托管服务的具体运营服务时间根据疫情防控实际情况,参照中小学开学时间确定。各托管机构要积极提前准备,严格按照要求落实各项防控措施,并做好运营服务前评估,确保在中小学正式开学后,健康安全提供托管服务。在运营服务期间,做到"早发现、早报告",并配合有关机构做到"早诊断、早报告、早治疗"。防止疫情在托管机构范围内传播,切实做好托管机构运营服务和新发急性呼吸道传染病疫情防控工作,保障广大学生、老师和人民群众身体健康和生命安全。

三、职责分工

各托管机构要落实疫情防控主体责任,各区政府部门和属地街道办事处负责对辖区内的托管机构进行属地管理,学生校外托管机构管理工作制度有关成员单位要按照职责分工落实监管责任。同时,各区卫生健康部门负责提供技术指导。

四、主要措施

(一)严格托管机构的防控责任

1. 建立防控机制。托管机构要提高思想认识,认真落实主体责任,机构主要负责人全面负责防控工作,明确机构各工作人员责任分工,主动对接属地卫生健康部门,制定并实施防控方案和应急预案。建立传染病疫情及突发公共卫生事件报告制度,从业人员和服务对象晨、午检制度,机构与学生家长、学校沟通协调制度,从业人员和服务对象健康管理制度,机构通风、消毒和环境卫生检查制度,传染病防控健康教育制度等,并组织实施。

2. 做好运营服务前准备。运营服务前要落实八项工作,简称"八个一":

一个健康档案，一测体温，一戴口罩，一设健康观察室，一致电(发现发热者致电医疗机构)，一开展爱国卫生运动，一次健康教育，一强化人文关怀。通过公告、电话、短信(微信、电子邮件)等多种方式向托管学生及其家长发布托管机构疫情防控安排和相关疫情防控知识，在托管机构主要出入口张贴防控告示和放置宣传手册。强化对员工疫情防控知识宣传教育，指导员工返岗后要做好个人日常防护，减少外出。

3. 加强环境卫生管理。以清洁卫生为主、预防性消毒为辅，避免过度消毒，受到污染时及时进行清洁消毒，并做好定期清洁消毒的记录。

(1)加大每天巡查清扫消毒力度和频率，整治卫生死角，进行鼠害监测和灭鼠。加强垃圾分类管理，及时清理垃圾，及时收集清运，并做好垃圾盛装容器的清洁，保持环境卫生清洁。洗手间要配备足够的洗手液，保证水龙头等供水设施正常工作。

(2)定期开展空气消毒，可采用紫外线灯照射或空气消毒机消毒。有效紫外线灯照射消毒：在无人条件下开启，每次照射不少于 1 小时，每天早午各一次(要求使用中的紫外灯在垂直 1m 处辐射强度高于 $70\mu W/cm^2$，吊装高度距离地面 1.8~2.2m，并且分布均匀，平均每立方米不少于 1.5W)。空气消毒机消毒：可采用紫外线循环风、高压静电循环风等类型的空气消毒机，按照设备使用说明书操作使用，提倡有人条件下开启使用。

(3)定期开展物体表面消毒，特别是用餐场所、休息室、卫生间的清洁消毒。地面可用有效氯浓度为 250~500mg/L 的消毒剂拖拭，作用 30 分钟后再用清水拖拭干净，课桌椅、床围栏、窗台、角橱、门窗把手、楼梯扶手、电话机、开关、洗手盆、坐便器、台面等高频接触的部位可用有效氯浓度为 250~500mg/L 的消毒剂擦拭，作用 30 分钟后再用清水擦拭干净，每天至少早午各一次。休息室内学生枕巾、被褥等每周换洗一次。

(4)定期做好学生接送车辆的消毒(有接送车辆的托管机构)。无空调的车辆应开窗通风，有空调的车辆到终点后应开窗通风，车内座椅、扶手等表面可参考上述物体表面的消毒要求，车内空调滤网每周清洁消毒一次，滤网可浸泡于有效氯浓度为 250~500mg/L 的消毒剂 30 分钟后用清水冲净晾干后使用，无窗密闭的车辆，可在人员清空后用移动紫外线灯照射消毒 1 小时，或可用有效氯浓度为

250~500mg/L 的消毒剂喷雾消毒，作用 30 分钟后，开启空调外循环通风换气。

注意：有关消毒剂、消毒液要按规定要求配制和使用，特别是：84 消毒液不要与洁厕灵混用，否则会产生有害气体，含氯消毒剂有皮肤黏膜刺激性，配置和使用时建议佩戴口罩和手套，儿童切勿触碰，使用酒精消毒液时应远离火源。

4. 保持室内空气流通。托管机构加强通风换气，保持场所空气流通。首选自然通风，确保排气扇运转正常。无法采用自然通风的，必须采用机械通风。如使用机械通风(集中空调通风系统)，应当保证空调系统供风安全，保证充足的新风输入，所有排风直接排到室外。加强集中空调通风系统的维护，确保所有通风设备保持正常运转，定期对运行的设备和部件进行清洗、消毒或更换。采用全新风运行方式，关闭回风管。无法全新风运行的，应有空气净化消毒装置，特别是空调通风系统风机房、回风口可采用加装紫外线灯等消毒方式进行空气消毒，并保证有效运行。每天托管服务前和托管后 30~60 分钟，集中空调通风系统应保持运行。不能满足上述通风条件的场所，不得投入使用。

5. 配齐防护用品设施。托管机构要配齐体温计、医用外科口罩、一次性乳胶手套、工作服、鞋套、碘伏、洗手液、紫外线灯或空气消毒机、消毒液等防护用品，以及感冒药等药品，并储备一定数量以便及时补充，其中消耗品储备量不低于正常使用 3 天的用量。托管机构要按照要求设置 1 个及以上相对独立的健康观察室，并做好通风、消毒。

6. 采取措施减少聚集。托管机构提供用餐、午休服务时，要采取有效措施分隔分散学生。根据实际实施分批分餐进食，人与人之间保持适当距离，休息场所人均面积符合要求，并划分成若干小单元管理，尽量避免人员聚集，减少人员交叉。

7. 加强食品安全管理。提供用餐的托管机构，厨房要严格执行餐饮服务食品安全操作规范，保证食品采购、加工过程符合规范要求。健全食品安全管理制度，落实食品成品留样制度。每餐工作完毕，用清洁剂如洗洁精清洁各种厨具餐具表面，并用清水冲洗干净，保持卫生，厨房地面可用有效氯浓度为 250~500mg/L 的消毒剂拖拭，作用 30 分钟后，再用清水洗净。加强餐(饮)具的清洁消毒要，餐(饮)具应当一人一具一用一消毒，建议学生自带餐具。餐(饮)具去残渣、清洗后，要用紫外线臭氧消毒碗柜或高温加热消毒碗柜等消毒器消毒，按照操作说明书使用，餐(饮)具消毒后要注意保洁。

8. 实行内部封闭管理。托管机构实行封闭式管理，除机构从业人员及托管学生外，无关人员原则上不准进入机构，建立进入人员登记制度，做好进入人员信息登记。发现有发热(测量体温≥37.3℃，下同)、干咳、乏力等异常症状的人员，立即按有关要求进行处理和报告。

9. 做好健康教育宣传。托管机构设置醒目直观的宣传栏，或印发相应宣传资料，宣传新发急性呼吸道传染病等传染病疫情防控知识，多渠道多形式地让从业人员、托管学生及学生家长掌握基本的卫生防病知识和防护技术，搞好个人卫生，养成良好习惯，提高预防疾病的意识。

(二)加强从业人员的健康监护

1. 认真落实员工排查要求。托管机构要提前掌握员工身体健康状况，健康者方可上岗，确保每一个员工安全健康上岗。

2. 建立员工健康监测制度。严格落实员工健康管理，全面摸清员工身体健康状况，做好因病缺勤登记、追踪、报告工作，并向主管部门报告。若有员工出现发热、干咳、乏力、鼻塞、流涕、咽痛、腹泻及胸闷等症状，应尽快到正规医院(或发热门诊)就医，禁止带病上班。

3. 加强员工防控教育。托管机构要对员工开展防控制度、个人防护与消毒等知识和技能培训，学习新发急性呼吸道传染病防控和冬春季呼吸道传染病防控知识，切实提高预防疾病意识，做好个人自身健康防护。所有员工上班前自觉实行体温晨、午检，上下班途中可佩戴口罩，避免出入人员密集场所。进入机构时可进行体温检测、手消毒，更换工作服、鞋帽、手套、口罩等。疫情期间，尽量减少或避免参与聚餐、聚会等聚集活动。

(三)落实服务对象的预防检测

1. 及时排查托管学生。托管机构要加强与托管学生家长所在学校沟通联系，互相配合互通信息，提前掌握托管学生假期身体健康状况。托管机构托管的学生必须是经所在学校同意返校上课的学生，否则不能提供托管服务。

2. 严格控制托管人数。托管机构要本着实事求是原则，根据机构场所条件合理限定接收托管学生数量，严格防范人员高度聚集造成的疫情传染风险。托管机构暂托学生人均室内面积不得低于 3 平方米/人。在《学生校外托管机构管理办法》布前设置在住宅类民用建筑内的托管机构，其工作人员、学生总人数严禁超过 30 人，当总人数超过 30 人时，按人均室内面积不得低于 3 平方米/人的标准执行。

3. 落实学生健康检测。严格落实托管学生健康检测，掌握每一个学生的身体健康状况，及时登记、跟进和通报有关信息。

（1）新发急性呼吸道传染病流行期间，托管学生进入托管机构时接受体温检测和佩戴好口罩，并注意个人卫生健康。

（2）严格落实学生手卫生措施，在进入机构后离开机构前、餐前、便前便后、接触垃圾后、使用公用物品后、触摸眼睛等"易感"部位之前，均要洗手。洗手时，应当采用洗手液，在流动水下按照七步洗手法彻底洗净双手，也可使用速干手消毒剂揉搓双手。

（3）发现有发热、干咳、乏力、鼻塞、流涕、咽痛、腹泻及胸闷等症状的学生，先行将其安置在健康观察室进行初步排查后，视情况送往附近医院就诊，同时通知家长，并协同家长通报至学生所在学校，登记好有关信息。

（4）做好学生因病缺勤及病因登记追踪制度，发现呼吸道传染病病例异常增多，要及时报告相关部门。

五、出现疫情后的防控措施

托管机构内如出现感染病例，应按照政府部门要求及时有效地开展相关防控措施。

（一）预案启动

1. 托管学生出现新发急性呼吸道传染病可疑症状，不排除有流行病学史的，先行将其安置在健康观察室进行初步排查后，视情况送往附近医院就诊同时通知家长。确诊不属于疑似病例的，学生在所在学校同意其返校上学后才能到托管机构托管服务。

2. 托管学生被确诊为疑似病例或感染病例的，根据疫情监测要求报告相关部门，在当地卫生健康或疾控机构指导下对机构内其他人员开展排查，协助开展全面消杀、规范处置个人物品等其他处置工作。学生治愈后，在所在学校同意其返校上学后才能到托管机构托管服务。

3. 工作人员若出现新发急性呼吸道传染病可疑症状，应停止工作并到医疗机构就诊排查，属于疑似病例或感染确诊病例的，根据疫情监测要求报告相关部门，在当地卫生健康或疾控机构指导下对机构内其他人员开展排查，协助开展全面消杀、规范处置个人物品等其他处置工作。治愈后身体状况无异常后可返岗。

(二)预案终止

1. 当可疑病例送至当地医疗机构(或发热门诊)就诊后，能够排除新发急性呼吸道传染病，学生校外托管机构可终止响应。

2. 如病例已得到治疗，后续无新发病例，环境得到有效消毒，经卫生健康部门评估，由属地镇街(园区)疫情防控指挥部决定终止响应。学生校外托管机构属地镇街(园区)疫情防控指挥部负责辖区内托管机构疫情发现和应急处置工作，督促托管机构完善疫情监测和报告机制。托管机构落实运营服务疫情防控主体责任，要严格落实每日监测员工、托管学生体温和健康状况，及时发现员工、托管学生健康异常情况，落实排查、报告和送诊措施等，并开展应急预案演练。

第四节　学校紫外线杀菌灯安装使用

做好各级学校新发急性呼吸道传染病防控工作，保障师生生命安全和身体健康，依据《消毒技术规范》(2002 年版)、《医疗机构消毒技术规范》(WS/T367—2012)、《托儿所幼儿园卫生保健工作规范》以及《紫外线杀菌灯》(GB1 9258—2012)等相关规定，结合学校传染病的流行情况，指导学校紫外线杀菌灯(以下称紫外线灯)安装使用。

一、适用范围

空气消毒日常以加强通风换气为主。必要时，可选择安装紫外线灯或移动式紫外线灯，以下情形可采用紫外线灯照射消毒：

1. 校医室(保健室)应当安装紫外线灯。

2. 密闭或通风较差，有需要对空气进行消毒的场所。

3. 有呼吸道传染病疫情发生时的相关室内场所。

二、紫外线杀菌灯安装要求

1. 紫外线灯的安装建议采用室内悬吊式安装，悬挂高度一般为离地 1.8~2.2 米，均匀分布，灯管不需安装灯罩。

2. 紫外线灯的安装数量由房间大小决定，按照功率每立方米不少于 1.5W 计算。

3. 紫外线灯与照明灯开关必须分开设置，并保持一定的距离，不允许将紫外线灯开与照明灯开关并列排放，防止误开。开关应贴上醒目的警告标志或安装外壳罩。

4. 建议安装专门的电路，配备统一带锁的总电源控制开关箱，由专人对紫外线灯的电源进行统一控制，以防止无关人员误开误用紫外线灯。

三、紫外线灯使用注意事项

1. 紫外线灯应到具有资质的专业医疗器械经营机构处购买，紫外线灯为石英玻璃制成直管型低压汞灯，波长为 253.7nm，功率为 30W 或 40W 的普通型紫外线灯。

2. 紫外线灯消毒时，必须在无人情况下使用，房间内应保持清洁干燥，消毒房间房门应加锁，确保无人进入，消毒后及时开窗通风，祛除房间内产生的臭氧。

3. 紫外线消毒时，照射时间应保证 30~60 分钟/次，发生疫情时，或温度低于 20℃ 或高于 40℃、相对湿度大于 60% 时，应适当延长照射时间。

4. 对不耐湿物体(如纸张)等可采用紫外线灯近距离照射消毒。消毒时，应使物体表面充分暴露于紫外线，照射距离不超过 1 米。不能以紫外线灯照射消毒代替化学消毒剂对物体表面消毒。

5. 紫外线灯使用过程中辐照强度逐渐降低，建议每学期开学前测定 1 次紫外线辐照强度。推荐使用紫外线指示卡法：开启紫外线灯 5 分钟后，将指示卡置紫外线灯下垂直距离 1 米处，有图案一面朝上，照射 1 分钟，观察指示卡颜色，将其与标准色块比较。一旦辐照强度接近或小于 $70\mu W/cm^2$，则应及时更换。测定时做好个人防护，佩戴防护面罩，并遮蔽皮肤。

6. 应保持灯管表面清洁，定期使用 75% 酒精棉球擦拭。

7. 做好使用记录，详细记录开始启用日期，每次照射使用的时间等，做到专人负责，安全规范操作。

四、紫外线灯的危害

紫外线对细菌有强大的杀伤力，对人体同样有一定的伤害，直接暴露在紫外线灯辐照中可能给人体皮肤和眼睛造成伤害，对能产生臭氧的紫外线灯，臭氧可能对人体黏膜造成伤害。人体最易受伤的部位是眼角膜，因此在任何时候都不可用眼睛直视点亮着的灯管，以免受伤，必须要看时，应使用具有防紫外线功能的防护面罩。一旦遇到伤害，应立即到正规医院诊治。

第五节　高校和中职学校新发急性呼吸道传染病防控

一、适用范围

本节内容适用于高等学校、中等职业学校、全日制培训机构以及有寄宿制学生、教师公寓的校外培训机构参照执行。

二、目标要求

把师生生命安全和身体健康放在第一位，坚定信心，同舟共济，科学防治，精准施策。突出重点，统筹兼顾，分类指导，分类施策。早发现、早报告、早治疗。严防新发急性呼吸道传染病输入校园，严防发生校园聚集性疫情。

三、原则与主要措施

(一)工作原则

1. 统一领导，属地管理原则。按照统一部署，在属地党委、政府的统一领导下，按照具体分工和要求，协调一致，密切配合。

2. 预防为主，以人为本原则。要采取一切必要措施，及时果断进行疫情处置。坚持预防为主，最大限度减少人员暴露和感染的风险。依靠专家，共同参与，科学应对。要重视对弱势群体人员的帮扶工作。

3. 即时响应，分级负责原则。根据新发急性呼吸道传染病传播的起因、规模、危害程度和事态发展，立刻启动快速反应机制和应急预案，科学有效地开展应急救援工作。

4. 联防联控，依法处置原则。要加强与卫生、公安、应急等部门的沟通联系，形成联防联控的工作格局。要按照有关法律、法规和规章，依法有序、有力、有效处置疫情。

5. 信息共享，分工协作原则。充分运用现代通信技术和信息网络，建立完善疫情信息反馈机制。规范强化信息反馈的时限、程序、职责、要求，及时将有关信息向当地疾控机构和主管教育行政部门报告，并逐级报告，确保信息畅通、快捷高效。

(二)学校防控体系

1. 成立学校防控工作领导小组，指定第一责任人以及直接责任人。多校区办学的学校，每个校区必须指定防控工作的责任人。

2. 成立学校防控专项工作机构，明确职责分工，责任到岗，任务到人，经费保障到位。建立学校、院(系、部)、班级三级防控工作联系网络，及时收集和报送相关信息。

3. 明确教育主管部门、属地卫生健康部门、疾控机构、社区卫生服务中心、就近医疗机构发热门诊/定点医院等相关单位联系人及其联系方式，开展联防联控。

(三)防控工作预案和制度

各地各学校根据学生和教职员工情况，制定防控队伍建设、联防联控、工作流程、物资保障、信息报送、管理措施、突发公共卫生事件报告与处理工作预案，并从实战角度细化各项管理规章制度，明确责任人职责。根据工作预案要求，对相关人员进行培训，特别注重对医生、宿管、辅导员、班主任、保安人员、保洁、门卫和食堂等关键岗位负责人的培训。

做好每个教职员工、学生返校前的身体健康状况追踪登记，保证返校的教职员工和学生都能够得到全覆盖健康监测、健康保护。各学校要设立独立的健康观察区(室)。

(四)信息收集与监测

1. 各学校要梳理本校在开学前、开学时、开学后需要监测、收集、报告的信息，形成对应的报告流程。

2. 实行疫情防控报告机制，发现异常情况，迅速上报。

3. 建立信息发布机制。通过校园网、公众号等向全校师生发布防控信息、返校要求，确保师生了解相关防控工作安排。

4. 加强假期专人值班值守，并对值班人员进行培训。公布值班电话并报主管教育行政部门备案。

四、疫情防控措施

(一)学校开学前

1. 学校每日掌握教职员工及学生健康情况，并向主管部门报告。

2. 学校对全体教职员工开展防控制度、个人防护与消毒等知识和技能培训。

3. 开学前对学校进行彻底清洁，对物体表面进行预防性消毒处理，教室开窗通风。

4. 所有教职员工和学生，经自我健康监测无异常，无发热、干咳等可疑症状方可返校。

5. 做好洗手液、手消毒剂、口罩、手套、消毒剂等防控物资的储备。

6. 设立(临时)隔离室，位置相对独立，以备人员出现发热等症状时进行临时健康观察使用。

7. 制定新发急性呼吸道传染病疫情防控应急预案，制度明确，责任到人，并进行培训、演练。

(二)学校开学后

1. 每日掌握教职员工及学生健康情况,加强对学生及教职员工的晨、午检工作,实行报告制度,并向主管部门报告。

2. 加强物体表面清洁消毒。应当保持教室、宿舍、图书馆、学生实验室、体育活动场所、餐厅等场所环境卫生整洁,每日定期消毒并记录。对门把手、课桌椅、讲台、电脑键盘、鼠标、水龙头、楼梯扶手、宿舍床围栏、室内健身器材、电梯间按钮等高频接触表面,可用有效氯浓度为 250~500mg/L 的含氯消毒剂进行喷洒或擦拭,也可采用消毒湿巾进行擦拭。

3. 加强重点场所地面清洁消毒。应当加强学校食堂、浴室及宿舍地面的清洁,定期消毒并记录。可使用有效氯浓度为 500mg/L 的含氯消毒液擦拭消毒。

4. 各类生活、学习、工作场所(如教室、宿舍、图书馆、学生实验室、体育活动场所、餐厅、教师办公室、洗手间等)加强通风换气,每日通风不少于 3 次,每次不少于 30 分钟。课间尽量开窗通风,也可采用机械排风,如使用空调,应当保证空调系统供风安全,保证充足的新风输入,所有排风直接排到室外。

5. 加强餐(饮)具的清洁消毒,餐(饮)具应当一人一具一用一消毒,建议学生自带餐具。餐(饮)具去残渣、清洗后,煮沸或流通蒸汽消毒 15 分钟,或采用热力消毒柜等消毒方式,或采用有效氯浓度为 250mg/L 的含氯消毒剂浸泡 30 分钟,消毒后应当将残留消毒剂冲净。

6. 宿舍要定期清洁,做好个人卫生。被褥及个人衣物要定期晾晒、定期洗涤。如需消毒处理,可煮沸消毒 30 分钟,或先用有效氯浓度为 500mg/L 的含氯消毒液浸泡 30 分钟后,再常规清洗。

7. 加强垃圾分类管理,及时收集清运,并做好垃圾盛装容器的清洁,可用有效氯浓度为 500mg/L 的含氯消毒剂定期对其进行消毒处理。

8. 加强个人防护。校门值守人员、清洁人员及食堂工作人员等应当佩戴一次性医用口罩或医用外科口罩。食堂工作人员还应穿工作服,并保持工作服清洁,工作服应当定期洗涤、消毒。可煮沸消毒 30 分钟,或先用有效氯浓度为 500mg/L 的含氯消毒液浸泡 30 分钟,然后常规清洗。清洁消毒人员在配制和使用化学消毒剂时,还应做好个人防护。

9. 严格落实教职员工及学生手卫生措施。餐前、便前、便后、接触垃圾、外出归来、使用体育器材、学校电脑等公用物品后、接触动物后、触摸眼睛等"易感"部位之前，接触污染物品之后，均要洗手。洗手时应当采用洗手液或肥皂，在流动水下按照七步洗手法彻底洗净双手，也可使用速干手消毒剂揉搓双手。

10. 加强因病缺勤管理。做好缺勤、早退、请假记录，对因病缺勤的教职员工和学生及时追访和上报。

11. 新发急性呼吸道传染病流行期间，应减少或尽量避免组织大型集体活动。

12. 设立健康宣教课堂，由专人定期对学校内的教职员工和学生进行个人防护与消毒等防控知识宣传和指导。指导教职员工和学生在防控期间避免到人群聚集尤其是空气流动性差的场所。减少不必要的外出。如果外出，应当做好个人防护和手卫生，去人口较为密集的公共场所、乘坐公共交通工具、厢式电梯等必须正确佩戴医用口罩。

(三) 出现疑似感染症状应急处置

1. 教职员工如出现发热、干咳、乏力、鼻塞、流涕、咽痛、腹泻等症状，应当立即上报学校负责人，并视情况前往医院就医。尽量避免乘坐公交、地铁等公共交通工具，前往医院路上和医院内应当全程佩戴医用外科口罩(或其他更高级别的口罩)。

2. 如学生出现发热、干咳、乏力、鼻塞、流涕、咽痛、腹泻等症状，及时向学校报告并采取相应措施。

3. 教职员工或学生中如出现新发急性呼吸道传染病疑似病例，应当立即向相关单位报告，并配合相关部门做好流调、场所消毒等。

4. 对共同生活、学习的一般接触者进行风险告知，如出现发热、干咳等呼吸道症状以及腹泻、结膜充血等症状，要及时就医。

5. 专人负责与停班停课休息治疗的教职员工或学生的家长进行联系，掌握其健康状况。

(四) 教职工和学生返校途中安全防护知识要点

1. 如有发热咳嗽等症状，应戴上口罩及时就医，排除感染可能再择期返校。

2. 乘坐公共交通工具、进入公共场所时，应佩戴口罩。

3. 全程保持手卫生，减少接触交通工具的公共物品或部位，接触公共物品、咳嗽手捂之后、饭前便后，用洗手液或香皂流水洗手，或者使用免洗手消毒液，避免用手接触口鼻眼，打喷嚏或咳嗽时用纸巾捂住并妥善处理废弃纸巾，无纸巾时可用手肘衣服遮住口鼻。

4. 应留意周围旅客状况，避免与有可疑症状人员近距离接触。

5. 做好健康监测，自觉发热时要主动测量体温，若出现可疑症状，须尽量避免接触其他人员，视病情及时就医。

6. 旅途中如需到医疗机构就诊，主动告诉医生近期是否接触过新发急性呼吸道传染病确诊病例或疑似病例配合开展相关流行病学调查。

7. 到校按学校要求报告，登记相关信息，填写健康卡。

第六节 校外托管机构新发急性呼吸道传染病日常预防

切实做好校外托管机构新发急性呼吸道传染病日常预防工作，保障人民群众健康。本节内容适用于公民、法人或者其他组织举办的，受学生监护人委托在学校以外为学生提供就餐、午休场所，及放学后和节假日间提供托管服务的校外托管机构。

一、组织保障和制度要求

(一) 加强管理和监督

各地落实好属地责任，强化辖区内校外托管机构管理与监督，指定有关部门开展监管及指导。

(二) 落实防控主体责任

各校外托管机构要落实疫情防控主体责任，法定代表或主要责任人为防控第一负责人，切实做好人员健康监测、健康宣传教育、环境卫生通风消毒、防护物资储备等各项防控措施。多点经营的托管机构应指定明确的防控工作责任和工作联络人。

(三)建立联络机制

校外托管机构要主动对接学生家长、学校和属地社区卫生服务中心,做好沟通衔接。

二、复工前准备

(一)建立健康状况台账

掌握本机构工作人员和托管学生的健康状况,建立人员健康信息跟踪台账按照相关要求进行健康管理。

(二)做好防护物资储备

托管机构根据规模大小、学生及工作人员数量等实际情况,储备足够数量的疫情防控物资,包括消毒用品、口罩、手套、非接触式温度计、洗手液等。选定相对独立、通风良好的区域作为健康观察室(区),准备好人员健康登记表及台账。

(三)落实环境卫生清洁消毒

对机构内公共区域、学习室、午休室、饭堂、洗手间等场所进行彻底清洁消毒,彻底清理卫生死角。对空调通风系统进行清洁消毒,加强各类场所通风换气,保持室内空气流通。

(四)开展健康教育与技能培训

开展工作人员新发急性呼吸道传染病防控知识技能培训,确保所有工作人员熟悉、掌握防控工作要求,依法依规开展防控工作。

三、人员健康管理

(一)开展健康监测

加强对工作人员和学生的晨、午(晚)检,重点监测工作人员和学生有无发热(体温≥37.3℃)、咳嗽、乏力、鼻塞、流涕、咽痛、腹泻等症状,避免带病返岗和参加托管。

(二)做好人员卫生防护

机构内工作人员应当佩戴口罩,做好手卫生,采用七步洗手法,用流动水和洗手液(肥皂)洗手,也可用速干手消毒剂揉搓双手。饭堂工作人员还应穿工作服,并保持工作服清洁,清洁消毒人员在配制和使用化学消毒剂时,应做好个人防护。要求托管学生按照正确的方法勤洗手。

(三)控制人员密度

机构内要求同一时段人均建筑面积不低于4平方米。人与人之间保持安全距离,可能引起人员排队聚集的场所必要时可设置1米线,引导学生不追逐打闹、不握手、不拥抱。

四、重点区域防控管理

(一)机构入口

人员进入做好信息登记,通过划定等候线、设立排队缓冲区等方式,避免人员聚集。避免无关人员随意进出机构。

(二)生活学习场所

学习场所尽量保证学生单人单桌,每名学生前后左右间距保持一定距离,避免人员聚集,做到生活学习空间相对固定,接触人员清楚。

托管机构提供用餐、午休服务时,要采取有效措施分隔分散学生,人与人之间保持适当距离。休息场所人均使用面积不宜小于3平方米,不得并床,可划分成若干小单元管理,保持环境通风,尽量避免人员聚集,减少人员交叉。

(三)饮用水设备与洗手设施

应对饮水设施进行必要的清洁,每天对出水龙头至少消毒一次。要确保洗手设施运行正常，原则上按机构内同一时段每 10~15 名托管学生配备 1 个洗手盆，并备有足够数量的洗手液、肥皂等，有条件的机构可配备速干手消毒剂或感应式手消毒设施。

(四)洗手间

洗手间设置符合标准的便器。落实保洁措施，保持空气流通，及时清洗地面，做好包括水龙头、门把手等重点部位的清洁消毒，增加冲洗和消毒频率。卫生间的洗手设施应完备，应配洗手液，有条件的使用感应式水龙头，配备擦手纸或干手机。

(五)空调

机构内建议使用分体空调，如使用集中空调通风系统，可在回风口(管路)使用安全有效非化学消毒因子的空气消毒装置后采用回风运行，但仍需适当加大新风量。

五、环境卫生要求

(一)加强环境清洁消毒

每天上下午各开展 1 次清洁工作，增加重点部位消毒次数。应当保持机构内环境卫生整洁，每日定期消毒并记录。对门把手、桌椅、电脑键盘、鼠标、水龙头、楼梯扶手、午休床围栏、电梯间按钮等高频接触表面，可用有效氯浓度为 250~500mg/L 的含氯消毒剂进行喷洒或擦拭，也可采用消毒湿巾进行擦拭。室内地面清洁可使用有效氯浓度为 500mg/L 的含氯消毒液拖拭消毒。定期开展空气消毒，可采用紫外线灯照射或空气消毒机消毒。

(二)场所通风换气

各类生活学习场所要加强通风换气，每日通风不少于 3 次，每次不少于 30 分钟，也可采用机械排风。

六、应急处置

(一)异常情况处置

机构发现体温异常(≥37.3℃)或有其他症状(咳嗽、乏力等)的可疑病例时,应立即引导其到健康观察区域,并立即报告对应学校等相关单位,配合排查,及时通知家长带学生去医院就诊,机构内工作人员自行就诊。就诊时尽量避免乘坐公交、地铁等公共交通工具,全程佩戴口罩。

(二)可疑病例处置

若短时间内发生多例可疑病例,除进行病例排查外,应在相关单位的指导下开展相关工作。

(三)出现疫情处置

学生或员工中如出现新发急性呼吸道传染病疑似病例、确诊病例或聚集性疫情,应立即报告并启动应急预案,在专业机构指导下采取相应疫情防控处置措施。对共同生活、学习的一般接触者,要及时进行风险告知,如出现发热、干咳等症状,要及时就医。

第七节　残疾儿童康复服务机构新发急性
呼吸道传染病日常预防

一、总体要求

残疾儿童康复服务机构(包括民办康复机构)要处理好正常服务秩序和日常疾病预防的关系,组织落实各项防控工作,充分保障群众身体健康和生命安全。

二、职责分工

各康复机构要落实新发急性呼吸道传染病防控主体责任,业务主管部门要落实监管责任,属地卫生健康部门负责提供技术指导。

三、主要措施

(一)建立健全疫情防控机制

各康复机构要成立疫情防控工作领导小组,机构主要负责人是防控第一责任人。要成立健康管理小组,并同时设立健康管理责任人,主动对接属地卫生健康部门,制定并实施防控方案和应急预案,划分片区,责任到人。

(二)做好物资储备

各康复机构需配备好相关药品及各类防护用品和消毒物资,如口罩、防护服、护目镜、洗手液、消毒工具、消毒剂等。

(三)人员健康管理

1. 落实员工自我健康监测

一旦出现发热、咳嗽等疑似新发急性呼吸道传染病症状,应尽可能居家休息,进行健康观察,不带病上班。

2. 加强防控知识宣教。用微信公众号、群聊、网站等发布健康提示、张贴宣传画、播放视频等多种方式,加强新发急性呼吸道传染病防治知识科学宣传普及,引导儿童及其家长充分了解新发急性呼吸道传染病防治知识,学会正确的洗手方法,养成良好的卫生习惯。

3. 建立进出人员登记制度。在新发急性呼吸道传染病流行期间,做好来访人员的健康登记,如有出现疑似症状或确诊的,应尽可能避免入内探视,避免引起交叉感染。

4. 鼓励开展心理健康服务。加强师生心理调节,了解受疫情影响师生的心理健康状况,做好正面宣传教育,疏解师生的焦虑恐慌情绪,引导其保持正常作息、规律生活。

5. 合理控制人员密度。充分利用机构内空间,合理控制居住房间、活动室、盥洗室、洗浴间、游戏区、图书阅览区、办公区、食堂等区域内护理人员和儿童数量，疫情期间避免组织儿童集体性或聚集性活动，若必须组织集体性的活动，应安排在相对开放的空间，人与人间隔距离大于 1 米。

6. 设置单独观察室。康复机构根据员工服务对象数量和场所等实际情况，可设置一定数量的单独观察间，用于体温等症状异常者临时健康观察场所，观察点要设在相对独立通风良好的房间，配备 1~2 名工作人员，负责体温检测和发热人员的管理，并配备红外测温仪、水银温度计、一次性医用外科口罩、巾、医用乳胶手套、快速手消毒剂、84 消毒剂等物品。有条件的配备木制或铁制椅子，不宜配备不易消毒的布质材料沙发。

7. 用餐者保持一定距离。采取减少桌摆放、间隔 1 米、错位错峰用餐等措施。

（四）规范落实每日机构内卫生规程

1. 人员进入机构前可设置体温监测，机构安排专人每日实行晨检和晚检，如出现发热（≥37.3℃）、干咳、乏力等症状的人员，要及时就医排查，并按要求做好上报工作，做到早发现、早治疗。

2. 所有人员应科学佩戴口罩，做好个人健康防护。

3. 教职工个人防护：

（1）加强手卫生。工作人员在岗期间应当经常洗手，或用有效的速干手消毒剂揉搓双手，有肉眼可见污染物时，应当使用洗手液在流动水下洗手。在工作中避免用手或手套触碰口、眼、鼻。

（2）个人佩戴口罩、手套。工作人员在护理儿童和婴幼儿的时候不得摘下口罩，如特殊需要，可以佩戴医用手套、穿特殊防护工作服。

（3）保持良好卫生习惯。不要对着儿童咳嗽、打喷嚏。咳嗽或打喷嚏时，要用纸巾捂住口鼻，如果来不及，须用手肘捂住口鼻，然后再清洗手肘。另外，应先丢弃捂住口鼻的纸巾再洗手。

4. 儿童个人防护：

（1）引导儿童科学佩戴口罩，并注意观察儿童的情况，避免发生意外。特别注意脑瘫、智力障碍及表达障碍的残疾人，避免发生窒息。

（2）儿童在吃东西前、上厕所前后、从户外进入室内、玩玩具前后、玩耍后、擤鼻涕后、打喷嚏用手遮掩口鼻后、手弄脏后等情况下必须洗手。

（3）打喷嚏和咳嗽时，应当用纸巾或手肘部位遮蔽口鼻，将打喷嚏和咳嗽时使用过的纸巾放入有盖的垃圾桶内，打喷嚏和咳嗽后应当用肥皂或洗手液彻底清洗双手。

（4）儿童乘坐电梯时应分批乘坐，并保持一定距离，避免儿童用手指皮肤直接接触按钮或电梯门。若发生碰触，避免碰触口、眼、鼻，并及时洗手。

（5）规范开展康复教育流程，多安排室外活动课，让儿童多晒太阳，适量运动，并注意错峰安排运动空间和时间。

（五）重点场所重点设施清洁消毒

各康复机构要首选自然通风，或开窗通风换气，保证室内空气卫生质量。加强机构办公区域、儿童活动室、学习室、食堂、宿舍、卫生间、垃圾厢房等重点场所清洁消毒，落实空调、电梯（扶梯）等设施的日常清洁与消毒，加强公共卫生间清洁消毒，做好消毒记录并每日公示消毒情况，单位进出口处和洗手间要配备足够的洗手液，洗手间保证水龙头等供水设施正常工作。公用物品、设施、活动器械及公共接触物品或部位应每日清洗和消毒。及时进行垃圾处理，要注意分类收集，及时清运。

四、应急处置

（一）疑似症状人员处置

如发现机构内工作人员或康复对象出现发热、干咳、乏力等新发急性呼吸道传染病可疑症状时，应避免继续接触他人，在单独观察间进行健康观察，做好防护并视情况送当地发热门诊就诊排查。

（二）病例处置

新发急性呼吸道传染病患者应根据医嘱采取相应治疗，休息期间避免参加集体活动和进入公共场所。患者应积极配合相关单位做好流行病学调查，机构应在相关单位的组织下做好处置措施。新发急性呼吸道传染病患者在体温恢复正常、其他不适症状消失后或根据医生建议，无异常后方可返回。

(三)终末消毒

相关场所在当地相关单位的指导下，进行终末消毒，并空调通风系统进行清洗消毒。

(四)其他处置措施

场所管控等其他事项按照相关应急处置预案做好防控措施。

(范颖、代文灿、肖伟华、张秋平、徐超龙)

第五章 养老和医疗卫生机构防控

第一节 养老机构新发急性呼吸道传染病防控

一、日常预防控制工作

1. 对工作人员和护养老人加强新发急性呼吸道传染病和冬春季呼吸道传染病防控的知识教育。

2. 建立晨检制度和健康申报制度。建立老人和工作人员的健康档案。

3. 工作人员一旦出现发热、咳嗽等呼吸道感染症状，应立即停止工作，尽早去医院就诊治疗。

4. 建立探访人员登记制度，如探访人员有发热、咳嗽等呼吸道感染症状，应拒绝其探访。

5. 确保环境清洁卫生，定期用消毒水为老人住所、厕所、休息聊天场所、活动器械等擦拭消毒。经常将老人的被褥、衣服晒太阳。

6. 尽量开启门窗，保持室内空气流通，使用空调系统的单位，要定期清洗空调。开空调时，可同时开排气扇。

7. 设置适合老年人的洗手设施，提供洗手液、擦手纸或干手机。倡导老人养成经常洗手的好习惯。

8. 准备备用房间(设置在人流不密集、通风、有独立厕所的房间)，提供给急性发热、咳嗽的老人单独治疗使用。

二、其他预防控制工作

出现发热、乏力、干咳及胸闷等症状的疑似新发急性呼吸道传染病患者时，除做好上述日常防控措施外，还须实施：

1. 疑似患者应立即戴上口罩就医。

2. 及时联系当地相关部门请求指导，并协助开展相关调查处置工作。

3. 若被诊断为新发急性呼吸道传染病患者，其密切接触者应接受一个疾病最长潜伏期的医学观察。

4. 暂停探访工作。

5. 减少不必要的聚会、聚餐等群体性活动。建议不安排集中用餐，可以安排老人在各自房间用餐。

6. 落实晨检制度和健康申报制度，加强空气流通、环境清洁等工作。

7. 养老院要在当地相关单位的指导下，对餐厅、卧室、公共活动室等场所进行消毒。

三、日常清洁及预防性消毒

以清洁为主，预防性消毒为辅，应避免过度消毒，受到污染时，及时进行清洁消毒。消毒方法如下：

1. 表面：可使用有效氯浓度为 250~500mg/L 的含氯消毒剂擦拭，作用 30 分钟，再用清水擦净。

2. 地面：可使用有效氯浓度为 250~500mg/L 的含氯消毒剂用拖布湿式拖拭，作用 30 分钟，再用清水洗净。

四、常见消毒剂及配制使用

1. 有效氯浓度为 500mg/L 的含氯消毒剂配制方法：

(1) 84 消毒液(有效氯含量 5%)：按消毒液：水为 1：100 比例稀释；

(2) 消毒粉(有效氯含量 12%~13%，20g/包)：1 包消毒粉加 4.8L 水；

(3) 含氯泡腾片(有效氯含量为 480~580mg/片)：1 片溶于 1L 水。

2. 75%酒精消毒液：直接使用。

3. 其他消毒剂：按产品标签标识，以杀灭肠道致病菌的浓度进行配制和使用。

五、注意事项

1. 含氯消毒剂有皮肤黏膜刺激性，配置和使用时建议佩戴口罩和手套，儿童勿触碰。

2. 使用乙醇消毒液时应远离火源。

第二节　接种单位新发急性呼吸道传染病防控

一、接种场所要求

1. 保持接种单位内空气流通。加强开窗通风换气，必要时安装通风设备。上、下午开诊结束后无人时使用空气消毒机或紫外线至少30分钟进行空气消毒。每天至少2次使用有效氯浓度为500~1000mg/L的含氯消毒剂对物体表面(地面、桌椅、电脑键盘等人体常接触的物体)进行消毒。

2. 保持环境卫生清洁，进出口处、洗手间要配备足够的洗手液或免洗消毒液，保证水龙头等供水设施正常工作。

3. 使用过的口罩应按医疗废弃物收集处置。

二、预防接种人员防护

1. 工作人员要实行健康监测，若出现发热、乏力、干咳及胸闷等疑似新发急性呼吸道传染病症状，应暂离岗位，主动到就近的定点救治医院发热门诊就诊。

2. 工作人员应佩戴外科口罩，戴口罩前和摘口罩后须进行手卫生，外科口罩每4小时更换一次，外科口罩脏污或潮湿后应立即更换，接种等重点岗位人员对每一位受种者实施服务前做好手卫生，建议使用速干手消毒剂。

三、受种者及监护人防护

1. 受种者及监护人进入接种单位接受服务整个过程均须戴口罩，不能佩戴口罩的婴幼儿，应尽量减少与他人近距离接触的机会。

2. 受种者及监护人进入接种单位时，须实施体温测量，询问相关健康状况。

四、预防接种管理要求

1. 通过短信、电话、微信群、QQ 群、微信公众号等方式合理预约、分时段接种，建立良好的接种秩序。

2. 加强新发急性呼吸道传染病相关防控知识宣传教育。

3. 暂停组织家长课堂等聚集性活动。

4. 如发现发热者，劝导其及时到就近发热门诊就诊；如发现发热、乏力、干咳及胸闷等疑似新发急性呼吸道传染病者，应及时报告处置。

第三节　医院新发急性呼吸道传染病防控技术指南

一、基本要求

1. 各医疗机构应针对新发急性呼吸道传染病的传染源、传播途径和易感人群，结合医院自身实际情况，制定医院感染防控预案和工作流程。

2. 各医疗机构应加强对医务人员的培训，提高医务人员预防新发急性呼吸道传染病院内感染意识。

3. 医疗机构应为医务人员提供充足的防护和消毒用品，确保诊疗区域的工作环境达到切断传播途径的要求。

4. 严格做好医疗器械、污染物品、物体表面、地面等的清洁消毒及空气消毒。

5. 医疗机构应合理安排相关一线医务人员的工作，对医务人员的体温和呼吸系统症状开展监测。要注意对医疗辅助部门(如：放射诊断、超声诊断等)工作人员、实验室工作人员进行个人防护和生物安全的培训和管理。

6. 在诊疗新发急性呼吸道传染病患者过程中产生的医疗废物，应根据《医疗废物处理条例》和《医疗卫生机构医疗废物管理办法》的有关规定，按感染性医疗废物处置和管理。

二、医院感染预防与控制

(一)预检分诊和发热门(急)诊

1. 建筑布局和工作流程应符合 WS/T311《医院隔离技术规范》要求。

2. 应配备数量充足、符合要求的手卫生用品、消毒用品和个人防护用品。

3. 医务人员应做好飞沫传播和接触传播的隔离预防。工作期间应佩戴医用口罩、穿工作服、戴工作帽,做好手卫生及其他诊疗操作防护。戴口罩前和摘口罩后应进行手卫生。

4. 对出现发热、咳嗽或气促的就诊患者,应询问既往一个疾病最长潜伏期内的外出史,应发放一次性医用外科口罩,并指导佩戴,同时指引患者到发热门诊就诊或转诊到有呼吸道疾病收治条件的医院。

5. 发热门诊接诊实行首诊负责制,规范病例发现、报告和处置。

6. 转运工作人员在转诊过程中应佩戴医用防护口罩(N95)和医用手套,必要时结合额外预防措施进行有效的个人防护。转运结束后,病区及转运工具应及时开展终末消毒。

7. 接诊过程产生的医疗垃圾,按照感染性医疗废物进行处置。

(二)疑似病例及确诊病例的病区

1. 应设置独立病区。病区应通风良好,保证空气流向清洁区→潜在污染区→污染区,不能逆流。

2. 病区包括清洁区、潜在污染区和污染区,应配备充足的手卫生用品、消毒用品和防护用品。

3. 患者的诊疗和护理用品尽量采用一次性用品。使用后,物品按照感染性医疗废物进行处置。对于可复用的医疗器械,如听诊器、温度计、血压计等,实行专人专用,并进行有效消毒处理。

4. 诊疗产生的医疗废物,按照感染性医疗废物进行处置。

5. 患者出院、转院后应进行病区终末消毒。

6. 原则上不设陪护,若必须探视,应做好探视者的防护。

7. 医务人员个人防护措施:

(1)进入病房应做好相应等级的个人防护。脱手套及防护用品后应立即进行手卫生。

(2)医务人员进行可能受到疑似病例和确诊病例痰液、血液、肺灌洗液、分泌物等物质喷溅的操作及对其进行气管插管、气管切开等可能产生气溶胶的有创操作时,应在上一条个人防护措施的基础上加戴防护面屏、呼吸头罩或全面型呼吸防护器。

(3)医务人员应在清洁区穿戴好防护装备,诊疗结束后在潜在污染区脱卸个人防护装备,并及时进行手卫生。在污染区内,严禁调整个人防护装备。

(4)口罩、护目镜或防护面屏、防护服等个人防护用品被血液、体液、分泌物等污染时,应及时更换。

8. 应建立病房及接触患者血液、体液、分泌物等的医务人员健康管理档案,每日监测体温和病例相关症状,合理安排排班,避免过度劳累。适当限制病房区域工作及从事病原学分离诊断的医务人员活动区域。一旦出现发热咳嗽等病例相关症状,按疑似病例进行医学观察治疗。

(三)对疑似病例和确诊病例的转诊转运

1. 应在有相应防护条件下进行,按照指定路线由专人引导进入病区。

2. 如病情允许,应戴外科口罩。告知其咳嗽礼仪并进行手卫生的宣传教育(咳嗽或者打喷嚏时用纸巾遮掩口鼻,在接触呼吸道分泌物后应使用流动水洗手)。

3. 转运至外院或指定医院的重症患者需专车专运。陪同人员(含医务人员、司机、家属)应有相应个人防护。

4. 转运结束后,应对转运车辆及车上设备进行终末消毒。

5. 疑似或者确诊患者死亡的尸体处理。应及时对尸体进行处理,处理方法为:用有效氯为3000mg/L的含氯消毒剂或0.5%过氧乙酸棉球或纱布填塞逝者口、鼻、耳、肛门等所有开放通道。用双层布单包裹尸体,装入双层尸袋中,由专用车辆直接送至指定地点火化,因民族习惯或宗教信仰不能进行火化的,应经上述处理后,按照规定深埋。

(四)辅助科室(放射、超声、检验、病理等)管理及实验室生物安全

1. 应配置足量的医用防护口罩、手套、手卫生用品和消毒用品等。

2. 工作人员进行相关工作期间应佩戴医用防护口罩和医用手套。接触疑似病例和确诊病例的血液、体液、分泌液、肺泡灌洗液等或与患者进行近距离皮肤黏膜接触操作时，医务人员应按照医务人员个人防护措施进行个人防护。

3. 加强诊疗场所及实验室的环境清洁消毒和医疗器械及设备的消毒。

4. 检查和检验产生的医疗垃圾应按照感染性医疗废物进行处置。

三、消毒措施

(一)病房、发热门诊的清洁、定时消毒

1. 空气消毒：每日定期通风，合理使用空气消毒机或紫外线灯消毒。强调有人条件下可持续开启空气消毒机消毒。

2. 对病房环境与物体表面用有效氯为 500~1000mg/L 的含氯消毒剂擦拭消毒，作用 30 分钟后用清水擦拭干净，或用 75% 酒精消毒液喷洒至表面湿润，或采用等效的一次性使用消毒湿巾擦拭。

3. 日常地面采用湿式清洁，用有效氯为 500~1000mg/L 的含氯消毒剂进行湿式拖地，作用 30 分钟后用清水拖干净。

4. 可浸泡的诊疗器械(如听诊器等)：耐腐蚀的医疗器械，可用有效氯为 500~1000mg/L 的含氯消毒剂浸泡 30 分钟后再用清水冲洗干净。不耐腐蚀的医疗器械，可用 75% 酒精消毒液浸泡 30 分钟。

(二)病房、发热门诊的随时消毒

1. 呕吐物、排泄物、分泌物可采用应有专门容器收集，用终浓度为有效氯为 10000~20000mg/L 的含氯消毒液作用 2 小时。

2. 如呕吐物、排泄物、分泌物等污染物直接污染地面，可用含过氧乙酸的应急处置包直接覆盖包裹污染物，作用 30 分钟，同时用消毒湿巾(高效消毒剂成分)或有效氯为 500~1000mg/L 的含氯消毒剂的擦(拖)布擦(拖)拭可能接触到呕

吐物的物体表面及其周围(消毒范围为呕吐物周围 2 米,建议擦拭 2 遍)。

(三)终末消毒

1. 病房的空气消毒在无人状态下,进行室内空气消毒。可选以下方法之一:

(1)气溶胶喷雾法:有空气净化系统的病房,先关停病房的空气净化系统,采用含 0.5% 过氧乙酸或 3% 过氧化氢或 500mg/L 二氧化氯,按 20mL/m³ 的量进行气溶胶喷雾消毒。消毒前关好门窗,喷雾时按先上后下、先左后右的顺序对表面及空间均匀喷雾,作用 60 分钟。然后开启病房的空气净化系统,再次进行气溶胶雾消毒,作用 60 分钟。没有空气净化系统的病房,只需进行一次气溶胶喷雾消毒。

(2)汽化(气化)过氧化氢消毒装置消毒法:可对空气和环境物表进行一体化消毒,具体操作按设备使用说明书进行。

注意:喷雾消毒必须覆盖病房所有区域,包括清洁区、潜在污染区、污物通道、病房的天花板、墙壁等,喷雾前应将室内易腐蚀的仪器设备(如监护仪、显示器)等物品盖好,消毒结束后对易腐蚀物品用 75% 酒精喷洒和一次性使用消毒湿巾擦拭消毒。

2. 患者病房环境与物体表面的消毒。方法如下:

(1)耐腐蚀的物体表面(如床栏、床头柜、传递窗以及办公桌椅、诊疗设施、设备、门等)用有效氯为 500~1000mg/L 的含氯消毒剂擦拭消毒,作用 30 分钟,消毒后用清水擦拭干净。

(2)不耐腐蚀的物体表面(如电脑、诊疗设施、设备等)用 75% 酒精消毒液喷洒至表面湿润,或用一次性使用消毒湿巾擦拭。

(3)地面用有效氯为 500~1000mg/L 的含氯消毒剂进行湿式拖地,作用 30 分钟后再用清水拖干净。

(4)可浸泡的诊疗器械(如听诊器等):耐腐蚀的医疗器械,可用有效氯为 500~1000mg/L 的含氯消毒剂浸泡 30 分钟后,再用清水冲洗干净。不耐腐蚀的医疗器械,可用 75% 酒精消毒液浸泡 30 分钟。

(5)窗帘布、窗帘用有效氯为 500~1000mg/L 的含氯消毒剂喷洒(雾)至表面湿润,作用 30 分钟后,再按照常规程序进行拆洗处理。

(6)病人使用过的床单、被套、被褥及病号服等物品，直接装入双层黄色医疗废物袋，送洗涤机构按感染性织物消毒清洗处理。

(7)医疗废物(含生活垃圾)按感染性医疗废物处理。

(8)洁净系统的消毒：按要求更换过滤器，出风口用有效氯为1000mg/L的含氯消毒剂喷雾消毒，作用60分钟，消毒后用清水擦拭干净(如消毒处理后出现损坏，则需更换)。

3. 患者个人物品的消毒。方法如下：

(1)原则：对低价值的物品，可经患者同意后作为医疗废物处理，对高价值的物品和患者不同意作为医疗废物处理的物品，则按照物品的材质，采取相应的消毒方法。

(2)织物(如衣服、袜子等)的消毒：用有效氯为500mg/L的含氯消毒剂浸泡30分钟后用清水洗干净，或置于烈日下暴晒2小时。

(3)行李箱、鞋的消毒：硬质材料表面用有效氯为500mg/L的含氯喷洒处理，布面材料则可用75%乙醇消毒液喷至湿润。

(4)笔记本电脑、手机等电子产品的消毒：用75%酒精消毒液或一次性使用消毒湿巾擦拭。

(5)纸质材料(例如护照)、文具等物品的消毒：建议用环氧乙烷密闭消毒或紫外线表面照射消毒。

4. 实验室的消毒。方法如下：

(1)耐腐蚀的物体表面(如检验仪器、台面、传递窗、窗户、门等)用有效氯为500~1000mg/L的含氯消毒剂擦拭消毒，作用30分钟，消毒后，用清水擦拭干净。

(2)不耐腐蚀的物体表面，用75%酒精消毒液喷洒至表面湿润，或用一次性使用消毒湿巾擦拭。

(3)检验仪器(如离心机、生物安全柜)表面及局部空间用75%酒精喷雾消毒，作用30分钟后，再用一次性使用消毒湿巾对仪器表面、台面进行擦拭。

(4)地面用有效氯为1000mg/L的含氯消毒剂进行湿式拖地，作用30分钟后再用清水拖干净。

(5)窗帘布用有效氯为500~1000mg/L的含氯消毒剂喷洒至表面湿润，作用

30 分钟后，再按照常规程序进行拆洗处理。

（6）医疗废物按感染性医疗废物处理。

（7）对于洁净系统，按要求更换过滤器，出风口用有效氯为 1000mg/L 的含氯消毒剂喷雾消毒，作用 60 分钟，消毒后用清水擦拭干净（如消毒处理后出现损坏，需更换）。

5. 潜在污染区（护士站、无菌物品间、治疗室、仪器室等）的消毒。方法如下：

（1）耐腐蚀的物体表面（如床栏、床头柜、传递窗、窗户以办公桌椅、诊疗设施、设备、门等）用有效氯为 500mg/L 的含氯消毒剂擦拭消毒，作用 30 分钟后用清水擦拭干净。

（2）不耐腐蚀的物体表面（电脑、诊疗设施、设备表面等）用 75% 酒精消毒液喷洒至表面湿润，或用一次性使用消毒湿巾擦拭。

（3）地面用有效氯为 1000mg/L 的含氯消毒剂进行湿式拖地，作用 30 分钟后用清水拖干净。

（4）窗帘布用有效氯为 500～1000mg/L 的含氯消毒剂喷洒（雾）至表面湿润，作用 30 分钟后，再按照常规程序进行拆洗处理。

（5）医疗废物按感染性医疗废物处理。

（6）对于洁净系统，按要求更换过滤器，出风口用有效氯为 500mg/L 的含氯消毒剂喷雾消毒，作用 60 分钟，消毒后用清水擦拭干净（如消毒处理后出现损坏，需更换）。

6. 污物通道的消毒。方法如下：

（1）地面用有效氯为 1000mg/L 的含氯消毒剂进行湿式拖地，作用 30 分钟后用清水拖干净。

（2）物体表面（如传递窗、窗户、门等）用有效氯为 500～1000mg/L 的含氯消毒剂擦拭消毒，作用 30 分钟后用清水擦拭干净。

7. 清洁区（医生办公室、值班房、会议室、餐厅等）的消毒

（1）耐腐蚀的物体表面（如床栏、床头柜、传递窗以及办公桌椅、诊疗设施、设备、门等）用有效氯为 250mg/L 的含氯消毒剂擦拭消毒，作用 30 分钟后用清水擦拭干净。

（2）不耐腐蚀的物体表面（如电脑、诊疗设施、设备表面等）用 75% 酒精消毒

液喷洒至表面湿润，或用一次性使用消毒湿巾擦拭。

（3）地面用有效氯为 500mg/L 的含氯消毒剂进行湿式拖地，作用 30 分钟后用清水拖干净。

（4）复用物品(如拖鞋、工作服)可用有效氯为 500mg/L 的含氯消毒剂浸泡 30 分钟后，再按照常规程序进行处理。

8. 转运工具用有效氯为 500mg/L 的含氯消毒剂进行喷雾(洒)消毒，作用 30 分钟后用清水清洗干净。

9. 环境与物体表面的消毒监测终末消毒结束后，对隔离病房各区域的空气与物体表面进行消毒效果监测。

10. 注意事项：

（1）进行终末消毒的医务人员应做好职业防护。

（2）用 75% 酒精进行消毒时，要特别注意防火。

第四节　新发急性呼吸道传染病防控期间医院建筑空调通风系统运行管理

一、总则

保证新发急性呼吸道传染病防控期间医院建筑空调通风系统的安全合理使用，强化空调通风系统运行管理，确保医院医护人员及就诊人员健康。

医院建筑防控应重点加强疫情期间空调系统管理，防止因空调通风系统开启而导致新发急性呼吸道传染病疫情的传播和蔓延，有效控制医院建筑内人员感染风险。

启动空调系统之前，应了解医院内部各类建筑物空调通风系统的类型、新风来源和供风范围等情况，制定出正常运行方案，以及突发事件的应对措施，落实专人负责。

空调系统初次运行和停用运行长时间后再次运行，应对医院建筑空调通风系统进行全面清洗和消毒，经专业机构进行卫生检测和评价合格后，方可使用。

医院建筑在新发急性呼吸道传染病防控期间运行管理除应符合本节内容的规

定外，尚应符合国家现行有关标准的规定，其他类型建筑相同功能部分可参照执行，不同功能部分需根据使用功能增加或补充。

二、一般规定

1. 全空气空调系统，在疫情流行期内，原则上应采用全新风运行，关闭公共区域回风，条件允许时将回风改为排风，防止回风带来的交叉污染。

2. 采用专用新、排风系统的空气-水空调系统，应按最大新风量运行，同时各房间必须进行合理的开窗通风或机械排风系统正常运行。

3. 医院建筑空调系统，如为设置亚高效过滤器以上等级的洁净空调系统，可以按原有方式正常使用。

4. 在未设置机械送风的一般场所（无疑似或确诊病例），应尽可能多地开启排风机（包括卫生间排风等），使得室内形成负压，增加建筑内的有效新风量，如果排烟风机开启后的噪声值可接受，也可开启排烟风机，但采用共用排风井的建筑应防止交叉污染。

5. 对于人员流动较大公共场所（如门诊楼大厅）等，不论空调系统运行与否，均应当保证室内全面通风换气，每天下班后，新风与排风系统应继续运行至少1小时，进行全面通风换气，以保证室内空气清新。

6. 人员密集的场所应当通过开门开窗的方式增加通风量。同时场内所有人员应当佩戴口罩、勤洗手，做好个人防护和个人健康监测。

7. 对于大进深、大内区的场所，应加大新风量，并定期开窗通风换气，保证内部区域的通风换气。

8. 对于医院公共建筑物中既不能开启外窗，又不设机械新风、排风的房间，应停止使用。

9. 疫情期间应适当降低对室内温度和相对湿度的需求，停用空调机组的加湿功能。

10. 空气处理设备的凝结水集水部位、加湿器设置部位应定期检查，不应存在积水、漏水、腐蚀和有害菌群孳生现象。

11. 空调通风系统的设备机房内应干燥清洁，不得放置杂物。

12. 建筑下水管道、空气处理装置水封、卫生间地漏以及空调机组凝结水排水管等的 U 形管应定时检查，缺水时及时补水，避免不同楼层间空气掺混。

13. 建筑物内接诊新发急性呼吸道传染病疑似病例或确诊病例期间，应做好区域环境和空调经终末消毒的全面评估。

三、重点区域的管理要求

1. 医院空调通风系统运行管理部门应与医院感染控制部门建立沟通机制，根据医院建筑物实际使用功能、使用人员和使用时间将建筑物划分为不同性质的使用区域，并明确医院感染重点防范区域，定期监测。

2. 空调通风系统运行管理人员必须熟悉了解污染区、缓冲区、半污染区、清洁区，了解人流、物流，了解空调、通风系统。

3. 确保空调通风系统严格分区设置，确保空气气流合理流动，使压力依清洁区→半污染区→缓冲区→污染区顺序依次降低，清洁区为正压区，半污染区为微负压，污染区为负压区。

4. 污染区的污浊空气应从房间下部的排风口排出，排风应经过滤及消毒(具备条件时)后集中或分散排放，排放高度宜高于附近最高建筑物，有条件时可集中高空排放。

5. 接收新发急性呼吸道传染病病人期间，通风系统应连续运行保证病区的气流有序(呼吸疾病传染病区要求新风不低于 6 次/小时)。

6. 污染区半污染区更换高效过滤器时，应规定采取有效的安全防护措施(佩戴护目镜、口罩和防护手套等)，由专人拆卸废旧高效过滤器，在原位装入安全容器进行消毒灭菌后，并入医疗废弃物垃圾统一处理。

7. 过滤器的清洗和消毒应在专用容器中进行，并应在干燥后使用，不得在医疗用房内用城市管网水直接冲洗或用其他方式清洁。

四、各类型空调系统运行管理技术措施

(一)全空气空调系统

1. 当空调机组为单风机时(只有送风机)，有条件的系统应关闭空调机组的回风阀，保证空调系统按全新风方式运行。当受条件限制，系统无法实现全新风

运行时，空调机组应设置高效低阻空气过滤或增设通风净化装置。

2. 当空调机组为双风机时(设置有一台送风机和一台回风机或空调系统对应的排风机)，应关闭空调系统的回风阀，保证系统按全新风方式运行，将新风阀和排风阀开至最大，保证最大换气量。

3. 空调运行时，应合理开窗，保证室内空气的排出，如果不可能开窗，则应在外墙(窗)的适当位置设置相应风量的排风扇，或启用排烟风机。

4. 每天上班前和下班后，新风与排风系统应继续运行 1 小时，对建筑物进行全面通风换气，以保证室内空气清新。

5. 新发急性呼吸道传染病防控期间，根据使用情况，应定期对使用中的空调机组内部过滤器、表面式冷却器等关键设备进行清洗和消毒，清洗和消毒方法和应达到的效果应符合现行行业标准《公共场所集中空调通风系统清洗消毒规范》(WS/T396)的规定。

(二)风机盘管加新风系统

1. 新风系统应能正常运行，人均新风量不低于 30 平方米/小时，设有排风系统的，应确保排风系统正常运行，对于设有外窗的房间，应经常开启外窗进行通风换气。

2. 新发急性呼吸道传染病防控期间风机盘管系统运行应维持低挡风速，并调节送风口角度，避免产生吹风感，同时应加大新风量，且经常开窗通风换气。

3. 空调通风系统设备冷凝水管道的水封应定期检查，冷凝水应能顺利排出。

4. 对于未设置新风系统，且不能开窗通风换气的房间，建议停止使用。

5. 下班后，应采取开窗或者新风与排风系统持续运行进行全面通风换气。

6. 新发急性呼吸道传染病防控期间，根据使用情况，应定期对风机盘管的回风过滤网凝水盘及送风口进行清洗和消毒，清洗和消毒方法和应达到的效果应符合现行行业标准《公共场所集中空调通风系统清洗消毒规范》(WS/T 396)的规定。

(三)多联机和分体空调

1. 新发急性呼吸道传染病防控期间，多联机和分体空调应维持低挡风速，并调节送风口角度，避免产生吹风感，无新风系统的场所应制订每天的开窗通风换气计划，每次通风换气时间不少于 20 分钟。

2. 对于未设置新风系统，且不能开窗通风换气的房间，建议停止使用。

3. 下班后，应采取开窗或者新风与排风系统持续运行进行全面通风换气。

4. 新发急性呼吸道传染病防控期间，根据使用情况，应定期对室内机的回风过滤网及送风口进行清洗和消毒，清洗和消毒方法和应达到的效果应符合现行行业标准《公共场所集中空调通风系统清洗消毒规范》(WS/T 396)的规定。

(四)新风系统及新风热回收系统

1. 应检查确认机组新风取风口直接取自室外(而不是取自机房、楼道、吊顶)，新风口周边应清洁、无污染源，与排风口保持卫生距离，如不符合，应进行改造。

2. 对于设置全热回收装置的新风机组，当热回收新风机设有旁通管时，可通过开启旁通阀实现新排风独立运行。对于未设置旁通管，可关闭排风阀，关闭排风机，只开启新风机，利用开窗或其他排风系统维持压力平衡。对于采用无交叉污染的换热器，在确保无风泄漏的情况下可正常使用。其他形式的热回收装置应停止使用。

3. 新发急性呼吸道传染病防控期间，新风机组应满负荷 50Hz 工频运行，新风系统宜全天运行，为室内最大限度地提供新风量。

4. 应对新风机组的空气过滤网进行定期清洗和消毒(清洗频率至少每月一次)，清洗和消毒方法和应达到的效果应符合现行行业标准《公共场所集中空调通风系统清洗消毒规范》(WS/T 396)的规定。新风系统如进行改造，应设置至少中效 3 级空气过滤器。

(邱士起、沈向东、陆利通、陈琦、梅文华)

第六章　文化娱乐和商贸场所防控

第一节　营业性文化场所新发急性呼吸道传染病防控

娱乐场所、互联网上网服务场所、演出场所等营业性文化场所(以下均简称营业性文化场所)易成为新发急性呼吸道传染病急速传播的放大器和加速器,实施经营管理运营服务的同时,需做好防控工作。

一、基本要求

1. 营业性文化场所应备足口罩、手套、体温检测仪器、消毒设施及消毒药品等防疫物资,安全使用消毒用品。

2. 营业性文化场所应明确内部各部门、各岗位及各个服务环节上的具体责任。

3. 营业性文化场所要提高风险防范意识,采用文字、图画、展板、视频等多种形式,积极开展疫情防控知识宣传,认真做好工作人员和服务对象的健康教育指导工作和风险防范意识。

二、营业性文化场所运行管理

当新发急性呼吸道传染病存在扩散风险时,营业性文化场所应该采取以下措施:

(一)分时预约限流,严格控制人员数量

消费者应提前预约,错峰入场,经营单位应严格控制人员数量与密度。

（二）要合理设置进出口分道通道

出口与入口须隔开一定距离，分道出入，避免服务对象进出扎堆，限制人员进入数量。

（三）实施人员体温检测

在入口处设立体温检测点，按照"先测体温后进入"的要求，对每位工作人员和服务对象测量体温，体温正常方可进入。体温异常人员禁止入内。

（四）佩戴口罩并进行双手消毒

上岗工作人员应佩戴口罩。设置专人提醒服务对象在进入场所之前佩戴口罩。场所门口、包间、洗手间应统一配备消毒用品。

（五）落实设施、设备消毒要求

服务设施和设备以及电梯等加强消毒清洁。

（六）加强通风消毒

室内经常开窗通风，保持空气流通，并张贴禁止吸烟标识。使用中央空调系统时，应保证中央空调系统运转正常，关闭回风，使用全新风运行，确保室内有足够的新风量。

三、环境通风与清洁卫生

（一）加强通风管理

加强室内空气流通，保证室内空气卫生质量符合《公共场所卫生指标及限值要求》（GB 37488—2019）。

（二）垃圾清运处理

每天产生的垃圾应当在专门垃圾处理区域内分类管理、定点暂放、及时清理。存放垃圾时，应当在垃圾桶内套垃圾袋，并加盖密闭。垃圾暂存地周围应当保持清洁，及时进行消毒。

四、加强重点部位清洁消毒

(一)服务场所清洁消毒

每天定期对大厅、展厅、阅览室、报告厅、会议室、会客室、食堂、卫生间等进行全面消毒，并做好清洁消毒记录。每个区域使用的保洁用具要分开，做到专区专用、专物专用，避免交叉污染。下水道口应当定期清洁、除垢、消毒。

(二)物体表面清洁消毒

对高频接触的物体表面(如服务台、休息区、服务设备、电梯间按钮、扶手、门把手、公共桌椅座椅、物品存储柜、垃圾桶等)，可用有效氯为 $250\sim500\text{mg/L}$ 的含氯消毒剂进行喷洒或擦拭，或采用消毒湿巾进行擦拭，每天营业前须擦拭一次，也可根据人员流量增加情况适当增加擦拭次数。对麦克风、电脑等服务对象直接接触的物品，应一客一消毒。

(三)卫生间清洁消毒

增加巡查频次，视情况增加消毒次数。卫生间便池及周边可用有效氯为 1000mg/L 的含氯消毒剂擦拭消毒，作用 30 分钟。卫生间内的表面以消毒手经常接触的表面为主，如门把手、水龙头等，可用有效氯为 $500\sim1000\text{mg/L}$ 的含氯消毒剂或其他可用于表面消毒的消毒剂，擦拭消毒，作用 30 分钟后清水擦拭干净。

(四)方便服务对象洗手

确保服务场所内洗手设施运行正常，在服务台等处配备速干手消毒剂；有条件时，可配备感应式手消毒设施。

五、工作人员卫生防护

(一)佩戴口罩

工作人员(含保安、保洁员)应佩戴口罩加强个人防护。

(二)保持安全距离

工作人员与服务对象交流时要保持一定距离(1 米以上),避免直接接触。

(三)注意手卫生

工作人员在上岗期间应当经常洗手,可用有效的含醇速干手消毒剂,特殊条件下,也可使用含氯或过氧化氢手消毒剂。有肉眼可见污染物时,应当使用洗手液在流动水下洗手。在工作中避免用手或手套触碰眼睛。

工作人员传递文件或物品前后都应洗手,对于负责收发文件或其他用品频繁的工作人员,还应当佩戴防护手套。

六、落实重点场所防控措施

1. 各场所要有效利用 LED 滚动屏、电脑屏保等形式进行全面的防疫宣传,营造防疫防护良好氛围。
2. 加强场所员工个人防控意识教育。
3. 保证防疫物资准备充足,包括测温计、口罩、消毒液、洗手液、日常防护等。
4. 放置废弃口罩专用垃圾桶,设置专人每日处理并消毒。

第二节　旅游景区新发急性呼吸道传染病防控

一、基本要求

(一)开展流量管理,严防人员聚集

旅游景区要建立完善预约制度,通过多种渠道,推行分时段游览预约,错峰旅游。要做好游客信息登记工作。有条件的地区要充分发挥本地"互联网+旅游"

服务平台的作用，并采取大数据分析等多种新技术手段，推动智慧旅游，科学分流、疏导游客，做到旅游景区流量管理关口前置。

（二）细化管理措施，规范游览秩序

旅游景区要配备必要人员设备，加强清洁消毒，严格落实体温筛检等防控措施。要优化设置游览路线，防止线路规划不合理导致游客扎堆拥挤现象。要在旅游景区出入口、重点参观点等容易形成人员聚集的区域设置专人，加强疏导，避免拥堵。

（三）做好宣传引导，倡导文明旅游

通过官方网站、第三方平台、提示牌等方式，发布旅游景区管理措施、传染病防控指南和森林防火知识、灾害天气预警信息，引导游客遵守旅游活动中的安全警示规定，帮助游客增强防护意识、掌握防护知识，引导游客自觉佩戴口罩，遵守公共秩序，积极配合防控工作，推进文明旅游。

二、旅游景区管理要求

（一）人员管理

1. 戴口罩。建议游客进入景区室内密闭场所需全程佩戴口罩。

2. 测体温。游客进入景区须进行体温测量管理，配合景区管理人员做好实名预约扫码等，做到可查询、可追踪。

3. 不聚集。不在景区室内外区域开展人员聚集性活动。

（二）客流管理

1. 提倡错峰出行。景区通过景区网站、微信、微博等实时公开景区客流管控动态，提示市民合理安排出行，提倡错峰出行。

2. 开展流量管控。启动客流量管控措施，降低日最大承载量。如遇实时在园人数较高的情况，要及时采取阶段性停止入园、停止售票和分时分区限流等措施。

以室内参观为主的景区和其他景区的室内场馆区域，要特别注意合理控制人流量。

鼓励景区利用大数据和智慧景区管理手段，做好客流信息动态监测。鼓励景区采取互联网售票、二维码验票等方式有效减少人员接触。

3. 加强现场提示。景区要通过电子屏、广播、语音提示、公告提示等各种方式，对入园人员进行卫生防疫、安全游览提示。

（三）场馆管理

1. 合理规划流线。针对景区核心参观点、室内场馆，景区要根据场地情况，规划临时参观游览流线，实行人员单向通行、分批通行、限流通行等措施。重点易聚集区域应增加值守人员，进行不间断疏导。

2. 保证人员间隔。景区室内建筑、公共场所、卫生设施、游乐设备、餐饮场所等人员停留场所，要严格控制瞬时客流，合理设置排队通道、等候区域等，保证现场人员合理间距。

3. 做好医务服务。有条件的景区要准备必要的药物和防护物资，不具备条件的应当与医疗机构建立联系。

（四）景区员工健康监测和管理

1. 做好员工健康监测和报告。进入景区前须进行体温检测，出现异常情况要及时报告。要关心关爱员工身心健康，及时做好疏解疏导。

2. 强化传染病防控培训。应对员工开展传染病预防知识、突发事件应急处置等事项的培训，确保员工上岗前具备必需的防控和处置知识与能力。

3. 严格上岗工作规范。应严格落实"戴口罩、勤洗手、保距离"要求，做好个人防护。减少人员聚集，实行错峰就餐，减少聚集性召开会议数量。

4. 注意外派人员管理。景区内部对外租赁、承包、合作经营的服务场所，使用外派服务人员、劳务派遣人员的，注意开展员工监测和管理。

（五）环境卫生管理

1. 对出入口、门厅、走廊、电梯、地面、墙壁、停车场、休息区、服务台、收银台、座椅、卫生间等公共服务场所及公共接触物品进行消毒，并做好记录。

2. 加强景区密闭建筑、卫生设施、游乐设备、餐饮等营业场所的通风换气，保持室内空气流畅。不能开窗通风或通风不良的密闭场所，可使用电风扇、排风扇等机械通风方式。

3. 公共卫生间通风良好，卫生设施完善。须配备洗手液、一次性擦手纸，并确保供水正常和烘干机正常使用。坐便器、便池、洗手台、把手等清洁后用消毒水消毒，地漏增加用消毒水冲洗频次。

4. 旅游景区垃圾箱(桶)实行"一日两清理、两消毒"制度，每天两次使用75%酒精或含氯消毒剂对垃圾桶进行消毒处理。必要时增设废弃口罩回收专用箱(桶)，并及时清理垃圾，按照要求统一回收处理。加强垃圾分类管理，及时收集并清运。

5. 强化景区用车及停车场防控和消毒管理。乘坐景区车辆须佩戴口罩，加强消毒管理。

三、出现疫情后防控措施

旅游景区内如出现新发急性呼吸道传染病感染病例，应按照有关要求及时有效地开展相关防控措施。

1. 景区游客出现新发急性呼吸道传染病可疑症状，不排除有流行病学史的，先行将其安置在健康观察室，立即联系社区卫生服务中心初步排查后，联系120车辆送辖区定点医院诊治。

2. 景区游客被确诊为疑似病例或感染病例的，应送医疗机构就诊，协助开展全面消杀。

3. 景区工作人员若出现新发急性呼吸道传染病可疑症状，应立即停止工作并到医疗机构就诊排查。旅游景区协助开展全面消杀。

第三节 餐饮服务业新发急性呼吸道传染病防控

一、食材进货查验

1. 禁止经营、贮存野生动物或野生动物制品。

2. 不得采购、饲养和现场宰杀活禽畜动物。

3. 对肉及肉制品做好索证索票工作，确保肉类来源可追溯，严禁采购及使用病死、毒死或死因不明的禽畜动物肉类及肉制品。

二、从业人员管理

1. 餐饮服务提供者应每天对从业人员进行晨检，做好记录和建档工作，发现有发热(≥37.3℃)、感冒、咳嗽症状、呼吸道感染的在岗员工，应立即停止其工作并督促其及时就诊，在恢复健康前不得上岗。

2. 所有在岗员工应配戴口罩上岗，且按规定及时更换口罩。

3. 从业人员应尽量避免与具有呼吸道疾病症状的人员密切接触，避免接触野生动物或生病禽畜动物。

4. 从业人员在餐前便后、接触垃圾后，要按规定洗手消毒。在显著位置设置提示牌提醒就餐人员餐前洗手。

三、场所清洁消毒

1. 食品加工制作要符合《餐饮服务食品安全操作规范》。确保餐用具严格清洗消毒后使用，餐用具的清洗消毒参照《推荐的餐用具清洗消毒方法》。

2. 每天对就餐场所、保洁设施、人员通道、电梯间和洗手间等进行消毒，洗手间应配备洗手水龙头及洗手液、消毒液等。

3. 保持加工场所和就餐场所的空气流通，定期对空气过滤装置进行清洁消毒。

4. 提供网络订餐送餐服务的经营单位应对外送餐食的保温箱、物流车厢及物流周转用具进行每天清洁消毒。

5. 如近期出现有新发急性呼吸道传染病疑似病例或确诊病例就餐过的餐厅，应开展终末消毒。

四、聚集活动管控

1. 餐饮服务经营单位应提高对传染病防控的认识，加强防控宣传工作，如张贴防控知识、要求等。

2. 有条件的餐饮服务经营单位应配备相应的测温器具，对消费者进行发热症状检测、提醒，如在就餐场所发现消费者有发热、感冒、咳嗽等呼吸道感染症状，应提醒其及时到医院就诊。

第四节　畜禽养殖、运输及屠宰场所新发急性呼吸道传染病防控

一、一般措施

1. 保持工作场所清洁卫生，定期进行清洁、消毒，尤其是活禽畜类相关场所，对垃圾、粪便须集中进行无害化处理。

2. 保持工作环境中空气流通。保持室内空气流通，每天开窗换气两次，每次至少 10 分钟，或使用排气扇保持空气流通。

3. 发现不明原因病、死禽畜时，要及时向畜牧兽医部门报告，不得自行处理病、死禽畜。

4. 不购进、不运输、不销售来源不明或非法捕获的野生动物及其制品，尽量避免野生动物与家禽、家畜接触。

5. 从事禽畜养殖、分拣、运送、销售、宰杀等人员做好个人防护，穿戴口罩、工作帽、工作服、长筒胶鞋、橡胶手套等防护用品。

二、出现病、死禽畜时

1. 任何单位和个人不得抛弃、收购、贩卖和屠宰加工病、死畜禽。

2. 发现病、死禽畜，要及时向畜牧兽医部门报告，并按照要求妥善处理病死禽畜。

3. 如果发现有禽畜类大量生病或死亡等异常情况，应立即关闭工作场所，并及时向当地畜牧兽医部门报告。

三、消毒

主要对清洁后的台面、地面进行消毒，可将 10% 含氯消毒粉 1 袋（规格为 20g/袋）加入 5kg 水中，搅拌混匀，用喷壶喷洒，或擦拭、拖地，作用半小时再

清洗。

第五节 农贸(集贸)市场新发急性呼吸道传染病防控

一、日常卫生管理制度

1. 健全环境卫生管理制度。市场开办者要建立市场环境卫生和保洁工作制度，配备充足保洁人员，落实环境清洁、消毒、通风等防控措施，做好口罩、洗手液、消毒剂等防疫防护物资储备。

2. 坚持人员健康监测制度。市场开办者和场内经营者每日对从业人员健康状况进行登记，发现从业人员出现发热、咳嗽等可疑症状，应当督促及时就医。

3. 实施分类卫生管理制度。市场内实行分区经营，生熟分开、干湿分开。提倡集中屠宰、冰鲜上市，加强环境卫生整治。

4. 建立产品溯源制度。市场开办者要督促场内经营者落实进货查验和溯源管理制度。完善肉类产品质量全链条追溯体系，采购、销售肉类产品，务必查验动物检疫合格证明、肉品品质检验合格证明。禁止采购、销售来源不明、无合格证明材料的食品，确保食品质量安全。

5. 落实全日制保洁制度。市场开办者和场内经营者作为环境卫生和秩序维护责任人，共同维护环境整洁，市场统一组织各门面、铺面、摊位经营者每日做好环境卫生清洁和消毒工作。每个摊位每日进行彻底卫生清理，及时清除卫生死角，并做好清洁消毒记录。

6. 建立卫生宣传制度。充分利用市场内广播、电子屏和宣传栏等，宣传传染病疫情防控和健康防护知识，确保每个市场环境卫生制度上墙。倡导咳嗽、打喷嚏时遮掩口鼻，不随地吐痰，不乱扔垃圾，勤洗手、戴口罩等卫生行为和习惯，共同营造文明、健康的经营购物环境。

二、环境卫生设施要求

1. 室内空气流通。在温度适宜时，尽量采用自然通风，或使用排气扇加强空气流通。如使用集中空调，应当以最大新风量运行，定期对送风口和回风口等设备和部件进行清洗、消毒或更换。

2. 厕所卫生管理。加强厕所通风换气，保持空气流通，有条件的安装机械排风装置(排风扇)。蹲位设置应当满足人员流量需要，避免人员排队等候聚集。设置专人保洁，增加地面及卫生洁具的清洁消毒频次，对外溢污物及时清理，保证排污管道畅通。保持卫生间地漏有效水封，防止有害气体或气溶胶溢出。厕所内严禁吸烟。配备足够的洗手设施，有条件时可配备洗手液。对于非水冲式厕所，及时清运粪便，并做好无害化处理。

3. 垃圾收集清理。市场内应当配备果壳箱、垃圾桶等卫生设施，保持清洁，定期消毒。配备专用加盖的废弃口罩收集筒(箱)。市场应当设立集中、规范的密闭垃圾站(房)，垃圾全部实行袋装化、桶装化，做到"日产日清"。清运过程中应当采用密闭化运输，不污染道路和周围环境。

4. 给排水设施。应当有完善的下水道，并保持畅通。具备条件的，应当接入城市污水管网，进行污水集中统一排放，不具备条件的，应当集中设置污水处理设施，污水排放标准应当符合相关环境评价报告要求。地面和下水明沟无污水积水、无淤积物。应当配备地面冲洗水龙头和消毒设施，用于污水的冲洗消毒，污水排放应当符合相关规定。

5. 病媒生物防治。安装防蚊防蝇装置，堵洞抹缝，处理管井防鼠，及时清理积水、垃圾、杂物，对垃圾堆放地、污染物处理场所进行灭蟑灭鼠。

6. 手卫生设施和用品。市场出入口处应当配备速干手消毒剂，张贴明显洗手提示，有条件的可配备感应式手消毒设备，或配备洗手设施，确保设施正常运行。

三、公共区域卫生要求

1. 公共区域环境。各类公共设施和区域有明确、完整的名称标识。地面硬化、干燥、防滑、易于冲洗、排水通畅。市场的人流、物流、车流应当畅通有序，安全通道不应堆放杂物。

2. 公共物体表面。对门把手、电梯按键、扶梯把手、称量工具等高频接触物体表面，每天定期清洁消毒。对地面和可能被污染的墙壁等表面可用含氯消毒剂喷洒或擦拭消毒。中高风险地区应当增加清洁消毒频次。拖布和抹布等保洁用品应当专区专用，避免交叉感染，使用后及时清洗干净，定期消毒处理。

3. 货物运输环节。掌握货物运输流程，从业人员做好手卫生，运输工具保持清洁。运输工具在转运后及时清洁消毒，可用有效氯浓度为 500mg/L 的含氯消毒剂喷洒或擦拭消毒，作用时间 30 分钟后，用清水冲洗干净。

4. 重点区域卫生。禽畜肉区、水产区、熟食区应当有自来水龙头，有洗槽、排水沟和下水道，地面平整，全面硬化。经销活禽的，应当有固定金属笼架和水冲式设施。活鱼交易与宰杀分离，水产品交易区与分割加工区分离，均实施物理隔离。每批宰杀结束后，应当冲洗场地一次，保持卫生整洁，产生的垃圾应当及时处理。水池内无污物积存、残留，水龙头保持清洁。

四、销售区卫生要求

1. 摊位、档口保洁。摊位经营者应当履行"一日一清洁"等要求。市场开办者对批发档口进行集中统一清洁消毒。维护好门前公共设施的完好整洁。场内经营者在专业人士指导和保证食品安全的前提下，每天营业后进行全面清洁消毒，并做好记录，做到地面无污物、无污水等，下水道畅通，定时冲洗，排水沟内清洁，无积存淤泥、污物。中高风险地区，应当适当增加消毒频率。

2. 物品分类管理。摊位内鲜、活、生、熟、干、湿商品相对集中，分开陈列销售；直接入口食品有防蝇、防尘橱(罩)和专用柜台，生熟分开，货款分开。

3. 加工工具清洁消毒。砧板、刀、剪刀、刮鳞器、绞肉机、锯(切)骨机等、称量工具及盛装容器等，保持清洁卫生。每次使用后用清水冲洗干净，晾干备用。必要时进行全面消毒。

4. 冰箱(柜)卫生。保持冰箱(柜)外表面清洁，定期清理冰箱(柜)内部。清理时将冰箱(柜)内物品清空、断电、恢复至室温，冰箱内表面可用医用酒精或 2000mg/L 季铵盐类消毒剂擦拭消毒，作用 30 分钟后，用清水擦净。

五、个人健康防护要求

(一)从业人员

1. 每日进行自我健康监测。上岗前确保身体状况良好，并向市场开办者报告健康状况信息，主动接受市场的体温检测，若出现发热、咳嗽等症状，立即报告，并及时就医。

2. 做好个人防护。从业人员工作期间佩戴口罩、手套，着工作服上岗。禽畜肉类和熟食区还应当佩戴工作帽。口罩或手套弄湿或弄脏后，及时更换。工作服保持干净整洁，定期清洗，必要时消毒。生鲜宰杀等特殊摊位的经营者除工作服外，按防护要求需穿戴防水围裙、橡胶手套等。

3. 注意个人卫生。打喷嚏、咳嗽时用纸巾遮住口鼻或采用肘臂遮挡。不随地吐痰，擤鼻涕时注意卫生。尽量避免用手触摸口、眼、鼻。与顾客保持 1 米以上间距，减少与顾客的交谈时间。

4. 加强手卫生。在处理和摆放水产品、肉类、熟食品、果蔬等货品时，或双手触碰过货架、扶手等公用物体等情况下，要及时用洗手液或肥皂在流动水下洗手，或用速干手消毒剂揉搓双手。

(二)顾客

1. 做好健康监测。必要时在市场入口处主动对顾客开展体温检测，体温正常者方可进入。若出现发热等可疑症状，应当督促其及时就医。

2. 做好个人防护。在农集贸市场内应当随身携带口罩，在人多的摊位和难以保持 1 米以上间距的摊位购物时，必要时应当佩戴口罩。

3. 加强个人卫生。避免用手触摸口、眼、鼻，打喷嚏、咳嗽时用纸巾遮住口鼻或采用肘臂遮挡等。尽量减少触碰门把手、货架、摊位等公共物品表面，触摸后需及时进行手卫生。离开市场后应当及时进行手卫生。有条件时，可随身携带速干手消毒剂。

六、应急处置

(一)污染物处置

市场内有呕吐物、排泄物及分泌物等污染物时，可用一次性吸水材料(如纱布、抹布等)沾取有效氯浓度为 5000～10000mg/L 的含氯消毒剂小心移除。地面用有效氯浓度为 1000mg/L 的含氯消毒剂擦拭被污染表面及其周围可能污染的表面。处理污染物时应当佩戴手套和口罩，处理完毕后及时进行手卫生。

(二)出现病例后的处置

当出现新发急性呼吸道传染病疑似病例或确诊病例，市场开办者、场内经营者应当配合相关部门做好密切接触者的追踪和流行病学调查，并在有关部门指导下对市场进行终末消毒，如有空调通风系统，则同时对其进行清洗和消毒处理，经评价合格后方可重新启用。

(三)关闭市场后的处置

如因疫情原因关闭市场的，应当封存市场内被污染的食品、用品等物品，对市场环境进行消毒，对相关物品进行无害化处理。物品在未处理前，应当保持市场内冰箱、冰柜等冷冻冷藏设备正常运行，以防止物品腐败变质及可能的污染物扩散。

第六节　物流行业新发急性呼吸道传染病日常防控

物流行业包括各类有关物流运输、仓储、搬运装卸、物流加工配送、包装、货代以及相应物流服务活动各环节的企业和营业门店，以下简称"各单位"。

一、主要防控措施

(一)做好防护物资储备

各单位根据自身规模大小、从业人员数量等实际情况，储备足够数量的防控物资，包括消毒用品、口罩、手套、非接触式温度计、洗手液等，并准备好人员健康登记表及台账。各类消毒用品应当在安全、阴凉、通风处分类单独储存，远离电源或火源。

(二)单位内部健康管理

1. 加强员工健康监测。员工如出现发热(≥37.3℃)、干咳等呼吸道感染症状，及时报告，并做好防控措施。

2. 减少聚集性活动。减少聚餐聚会，引导员工不扎堆、不聚集，尽量减少前往封闭、空气不流通的公共场所和人员密集的场所。

(三)物流服务过程防控

1. 做好客户健康宣传与日常排查。各单位在醒目位置张贴并宣传新发急性呼吸道传染病防控知识。告知客户服从、配合场所在传染病防控期间采取的各项措施。入口处设立体温监测岗，对于进入密闭式生产作业场所的用户等外来人员，应当提示其正确佩戴口罩并配合测温。对外营业场所应当提示用户等外来人员在店内注意保持 1 米以上距离，减少交谈和接触。对进出人员和车辆进行登记，对所有人员进行体温测量。有发热(体温≥37.3℃)、干咳等症状者，不得入内，建议其就近到发热门诊就医。

2. 做好运输过程的防控管理。运输交通工具应在每次出发、装货前，到达目的地及卸货后进行清洁消毒。应设置垃圾桶，配备一次性医用口罩、消毒湿巾、手套、速干手消毒剂、含醇或含氯消毒剂等物品。运输途中人员要视情况做好个人防护和手消毒。

运输途中每日进行健康监测与登记，密切关注随车人员在途中的健康状况，如在运输途中有人出现发热、干咳、乏力等新发急性呼吸道传染病可疑症状，所有随车人员做好防护措施，联系用人单位和目的地对接单位提前做好转送医疗机构进行送医排查的准备工作。

3. 从业人员健康管理。具体如下：

(1)科学佩戴口罩。从业人员科学佩戴口罩。需随身备用一次性医用口罩，办公场所及厂房车间人员确保有效通风换气，作业岗位工作人员保持 1 米以上安全距离。

(2)保持良好卫生习惯。掌握正确的洗手方法，勤洗手，不随地吐痰，打喷嚏或咳嗽时用手肘部或纸巾遮住口鼻，不要用手接触口、鼻、眼部。尽量减少接触公共场所的公共物品。工作服每日清洁消毒，保持个人卫生。

(3)减少直接接触，鼓励无接触配送。集散配送从业人员可提前与客户联系，经双方协商约定，通过预约投递、定点投递等方式派件。派件过程中减少接触公共场所的公共物品，与收件人近距离接触时做好个人防护。

物流车辆可采取"甩挂无人交接货物"的物流方式(两地车辆在物流园区设立交接区，双方车辆各自分离货箱和车头，再分别挂接，然后对场地和车辆进行消毒和司机监视管控，各自返回原地)，实现货物运输司机无接触交接。其他空运、航运、铁路运输可根据自身特点，尽量实现无接触交接。

有条件的物流企业建议采用标准化托盘、周转筐等单元化工具，实行免验货信任交接，应用智能化设备和技术，提高效率，尽可能减少人员接触。

(四)重点场所防控措施

1. 场所清洁消毒。加强各室内场所空气流通，优先开窗，采用自然通风。有条件的可以开启排风扇等装置，以加强室内空气流动。

保持环境整洁卫生，定期对作业场所、运输工具、员工宿舍、卫生间、箱式电梯、地下停车场、会议室、多功能厅、员工饭堂等场所消毒，并做好清洁消毒记录。

外出作业返回后，应及时对车辆及随车器具进行消毒，工作人员应进行个人清洗。

2. 垃圾收集处理。分类收集，及时清运。口罩等防护用品垃圾按照生活垃圾分类处理。垃圾筒及垃圾点周围无散落，垃圾存放点各类垃圾及时清运，垃圾无超时超量堆放。垃圾转运车和垃圾桶保持清洁，可定期用含氯消毒剂喷洒或擦拭消毒，垃圾点墙壁、地面应保持清洁，可定期用含氯消毒液喷洒。

3. 环境表面清洁。对高频接触的物体表面(如电脑键盘、鼠标、收银台、柜台、桌椅、服务台等)，可用含氯消毒剂进行擦拭。建议每天至少在营业前和结束后各消毒一次。

4. 食堂用餐要求。提供餐饮(单位食堂)的单位要加强食品和饮用水卫生管理。

(1)食品加工制作符合要求。食品加工制作要符合相关安全操作规定。生熟食品分开加工和存放，尤其在处理生肉、生水产品等食品时应格外小心，避免交叉污染。

(2)食品加工场所清洁卫生。具有安全合规的食品加工场所，定时对食品加工场所进行卫生清理，并保证避免消毒液、酒精等直接接触餐具、食材和菜品。

（3）食品储藏防止交叉污染。加强肉、海鲜类等冷冻食品储藏安全，食品原材料坚持覆盖保鲜膜或加盖再进行储存，防止交叉污染。

（4）用餐环境清洁卫生。保持用餐环境卫生整洁，设置洗手设施和配备消毒用品，供就餐人员洗手消毒。做好炊具、餐具的清洁和消毒工作。

（5）用餐者保持一定距离。通过减少桌椅摆放、间隔1米、错位用餐等措施，加大就餐者之间的距离，实行分批次就餐。选择非直接接触的方式点餐、付款。

二、应急处置

（一）疑似症状人员处置

如发现单位内或物流活动中有人员出现发热、干咳、乏力等急性呼吸道传染病可疑症状，应避免继续接触他人，在临时医学观察点或单独隔离观察间执行隔离观察，做好防护，并送当地发热门诊就诊排查。

（二）病例处置

在做好防护的前提下，应立即将阳性病例转送当地指定医疗机构就诊排查，要积极配合当地疾控中心做好流行病学调查，尽快查明可能的感染源。

（三）终末消毒

相关场所在有关部门指导下，进行终末消毒，并对空调通风系统进行清洗消毒。

第七节 快递行业新发急性呼吸道传染病日常防控

邮政快递从业人员在生产作业场所工作，及在外收寄快递或处于其他高风险环境时，须采取有效防控措施应对新发急性呼吸道传染病疫情，保障自身生命安全和身体健康。生产作业场所主要是指邮政快递企业对外营业场所、（边境）邮件快件处理场所、边境国际邮件互换局（交换站）、内部办公场所、客服中心、信息机房等，其他高风险环境主要包括：（1）处于人员密闭的封闭场所且与他人小于 1 米距离；（2）参与聚集性活动或密闭式场所举行的活动。

一、主要措施

（一）防控管理

1. 做好防护物资储备。根据企业规模大小、从业人员数量等实际情况，储备足够数量的疫情防控物资，包括消毒用品、口罩、手套、非接触式温度计、洗手液等，并准备好人员健康登记表及台账。各类消毒用品应当在安全、阴凉、通风处分类单独储存，远离电源或火源。

2. 做好员工健康监测管理。各企业要做好全体员工每日健康监测和登记，实行每日体温监测制度，配合相关部门落实早发现、早报告、早治疗措施，做好从业人员动态监测管理，实行人员健康评定，降低高风险场所的人员密度，减少人员之间接触频次，最大程度降低发生聚集性感染风险。

3. 加强客户健康宣传与日常排查。各企业（营业网点）在醒目位置张贴并宣传急性新发呼吸道传染病防控知识。告知客户服从、配合场所采取的各项措施。入口处设立体温监测岗，对于进入密闭式生产作业场所的用户等外来人员，应当提示其正确佩戴口罩并配合测温。对外营业场所应当提示用户等外来人员在店内注意保持 1 米以上距离，减少交谈和接触。可以使用栏杆、标线、告示牌等器材帮助维持秩序，对进出人员和车辆进行登记。有发热（体温≥37.3℃）症状者不得入内，建议其就近到发热门诊就医。

4. 落实重点场所防控管理。落实好邮件快件处理场所、营业场所、饭堂、会议室、地下停车场、投递运输车辆等重点场所卫生清洁和通风消毒，特别是对不易通风的区域、多人接触使用的物品要勤于消毒，并在明显位置张贴"已消毒"标识，注明消毒日期和时间，本地邮件快件要落实好二次消毒等措施，消毒过程中应当注意安全操作，防止发生火灾和化学品伤人事故。

5. 开展防控教育与技能培训。强化防控教育，切实增强从业人员风险意识和防疫意识，要求从业人员养成"一米线"、勤洗手、戴口罩、公筷制，减少非必要聚集性活动等卫生习惯和生活方式，同时开展从业人员新发急性呼吸道传染病防控知识技能培训，确保所有从业人员熟悉、掌握防控工作要求，依法依规开展疫情防控工作。

6. 严防境外输入。边境国际邮件互换局(交换站)、边境快件处理场所要做好防控境外疫情输入工作。对边境口岸邮件快件交换、运输等直接与境外人员接触的一线人员可实行备案管理，做好一线从业人员疫情防护装备的采购、配置、使用、储备等工作。对重点岗位、新录用人员要进行新发急性呼吸道传染病预防教育培训。要做好海外仓、海外处理场所的防控工作，保障生产运行和从业人员安全。

(二)快递员防护要求

1. 基本防护要求。每天上岗前准确测量体温，体温正常方可上岗。若有发热现象(体温≥37.3℃)，要立即前往发热门诊就诊，工作期间按照要求科学佩戴口罩，同时加强手卫生，接触快件、公共物品时佩戴手套，处理完快件后要及时洗手消毒。

2. 收件防护要求。严格执行验视、实名制度，根据收件人申报内容对快件验视，有夹层、一票多件的快件逐一验视，注意人身健康安全，不直接闻/触摸不明液体、粉末等物品，严禁收寄违规物品(如野生动物、毒品等)，避免禁寄物品流入寄递渠道，做好实名寄递，核对运单信息，当面封装，标记验视标识等工作。

3. 派件防护要求。合理安排派件时间，实行错峰派件，与收件人提前联系，尽量使用智能投递箱、预约投递、定点投递等方式派件，派件过程中减少接触公共场所的公共物品，与收件人近距离接触时做好个人防护。

(三)分拣员防护要求

1. 基本防护要求。每天上岗前测量体温，体温正常方可上岗。若有发热现象(体温≥37.3℃)，要立即前往发热门诊就诊，工作期间按照最新指引要求科学佩戴口罩，同时加强手卫生，接触快件、公共物品时佩戴手套，处理完快件后要及时洗手消毒，减少前往服务区次数，减少与客户近距离接触。

2. 分拣防护要求。操作前，应对分拣处理场所进行卫生清洁消毒和检查，确保场所干净整洁,及操作设备、监控设备运转正常,自动分拣设备应由专业人员进行开机操作。操作过程中应准确分拣,宜设置大件操作区,易碎品等特殊物品应单独码放,小件物品及文件类快件不宜直接接触地面,3kg以下快件宜建包,超重、超长、超大快件宜使用设备辅助操作,安全检查设备应由经过专业培训的专业人员进行操作,并遵守安全检查设备操作规程。

(四)运输员防护要求

1. 基本防护要求。每天上岗前测量体温,体温正常方可上岗。若有发热现象(体温≥37.3℃),要立即前往发热门诊就诊,运输员在单独驾驶时无须戴口罩,驾驶室内人员为2人以上时,均应戴口罩,同时加强手卫生,接触快件、公共物品时佩戴手套,处理完快件后要及时洗手消毒。

2. 车辆检查要求。严格执行企业车辆检查制度,熟知并严格遵守场站现场管理、驾驶员行为规范等安全管理准则,定期对车辆进行卫生清洁消毒、检查和维修,出车前,应对运输车辆的车况、门锁、消防器材等进行核查,保证车辆正常运作。

3. 车辆驾驶要求。驾驶员应具备相应的驾驶资质,遵守交通安全法规,文明行车,安全驾驶,行驶过程中,应加强开窗通风,注意做好个人防护,加强手卫生,车辆定位系统和监控系统应处于正常开启状态,确保对车辆运行轨迹、行驶速度、车用门封闭状态等进行监控,关注车厢封闭有效性,防止造成快件遗失、被盗抢。严禁疲劳驾驶,如遇极端特殊天气,应暂停车辆行驶。

二、应急处置

当快递从业人员出现新发急性呼吸道传染病病例时,各企业要积极配合做好流行病学调查,尽快彻底查明可能的感染源。相关场所要在有关单位指导下进行终末消毒。

(邓韶英、戴晓捷、李德云、黄文燕、梅文华)

第七章　交通运输工具和交通运输场所防控

第一节　客运场站及交通运输工具新发急性
呼吸道传染病防控

一、总体要求

为防止新发急性呼吸道传染病通过客运场站及交通运输工具传播，保障广大人民群众身体健康和生命安全，各客运经营单位及社会公众在客运场站及搭乘交通运输工具时需配合做好相关防控工作。具体场所包括：铁路、道路客运、水路客运、民航、城市公交汽电车、城市轨道交通、出租汽车、网约车等。

二、主要措施

(一)做好岗前培训，人员开展健康管理

各单位应定期开展全员新发急性呼吸道传染病防控知识培训(包括所有临时工勤人员)，对不同岗位的培训要有针对性。教育员工减少聚集性活动，并采取相应健康管理措施。

工作人员在测温正常且做好个人防护的前提下，可正常出行生活和工作，如出现发热等症状，应及时就医，避免带病工作。

(二)设立临时医学观察点和应急区域

新发急性呼吸道传染病流行期间，客运站场及交通工具等需设立临时医学观

察点和应急区域。

1. 设立临时医学观察点和单独隔离观察间。各单位根据员工数量、客流量和客运场站等实际情况可设置一定数量的临时医学观察点和单独隔离观察间，用于初测体温≥37.3℃人员的体温复测和待送人员停留。观察点要设在相对独立、通风良好的房间(可利用现有医务室)，负责体温检测和发热人员的管理。可配备1~2名工作人员，需配备手持体温检测仪、水银温度计、一次性医用口罩或N95/KN95口罩、消毒湿巾、医用手套、速干手消毒剂、含醇或含氯消毒剂等物品，配备木制或铁制椅子，不宜配置不易消毒的布质材料沙发。

2. 设立应急区域。建议在交通运输工具上的相对独立区域设立应急区域，如飞机、火车、客车、轮船等后部三排座位，当出现疑似或确诊病例时，可在该区域进行暂时隔离。

(三) 员工管理措施

1. 开展员工健康检查和健康登记。各单位设立健康管理员，做好员工健康信息登记和管理工作，负责收集单位员工每日健康状况。设立可疑症状报告电话，员工出现发热、呼吸道症状时，要及时向本单位如实报告，一旦发现有发热、干咳等症状的员工，在做好个人防护的前提下，就近送发热门诊排查治疗。

2. 指导员工做好个人防护。

(1)强化宣传教育。各单位应当对员工进行防控教育，让员工掌握正确佩戴口罩、清洁消毒等防护知识，增强自我防护意识。在客运场站及交通运输工具显著位置张贴或播放卫生防疫宣传海报挂图等宣传品。

(2)加强个人防护。员工在进入客运场站及交通运输工具后，应当全程佩戴符合要求的口罩，穿戴工作服或白大衣，按需佩戴手套。

(3)保持良好卫生习惯。加强手卫生，尤其是在佩戴口罩前、摘除口罩后、触摸公共物品后、饭前、便后，应当及时使用洗手液并用流动水洗手。现场没有洗手设施时，可使用速干手消毒剂进行消毒。

(四) 乘客防控措施

1. 做好乘客信息登记。对乘坐三类以上客运班线和客运包车(非毗邻县之间的客运班线)、实行实名制管理的客运船舶、飞机等的乘客,相关交通运输经营者应当通过购票环节申报和扫描二维码网上申报等方式,采集乘客身份证件类型及号码、联系电话等信息,便于疫情发生时的追踪。

2. 做好健康教育。充分利用多种手段,深入开展宣传教育,强调防护要点,如口罩使用、注意手卫生等,按照要求科学佩戴口罩。

3. 开展日常健康监测。在车辆、地铁、火车、轮船和飞机入口处使用体温检测仪对乘客检测体温。督促乘客佩戴口罩。

(五)重点场所管理措施

1. 通风换气。非空调客运场站等候室、购票厅等及交通运输工具的窗户应尽量打开,保持室(车)内良好的通风状态。密闭的空调等候室及交通运输工具可调节新风装置,加大新风量和换气量或开启换气扇以增加空气流通。加强对空调进风口、出风口、风机盘管的凝结水盘、冷却水的清洁消毒。

2. 电梯(扶梯)、地下车库。建议尽量避免乘坐厢式电梯,乘坐时应当佩戴口罩。厢式电梯的地面、侧壁应当保持清洁,落实清洁消毒措施。地下车库的地面应当保持清洁。停车取卡按键等人员经常接触部位每日消毒。

3. 会议室、办公室、多功能厅。保持办公区环境清洁,建议每日通风。工作人员应当佩戴口罩,交谈时保持 1 米以上距离。减少开会频次和会议时长,会议期间温度适宜时应当开窗或开门。

4. 餐厅餐饮场所(区域)、食堂和茶水间。保持空气流通,以清洁为主,预防性消毒为辅。采取有效的分流措施避免人员密集和聚餐活动。餐厅每日消毒。

5. 卫生间。加强公共卫生间清洁消毒,做好消毒记录,并每日公示消毒情况,客运场站进出口处和洗手间要配备足够的洗手液,保证洗手间水龙头等供水设施正常工作。

6. 垃圾收集处理。垃圾分类收集,及时清运,清洁消毒。普通垃圾放入黑色塑料袋,口罩等防护用品垃圾按照生活垃圾分类处理。垃圾筒及垃圾点周围无散落,垃圾存放点各类垃圾及时清运,垃圾无超时超量堆放。垃圾转运车和垃圾筒保持清洁,可定期用有效氯浓度为 500mg/L 的含氯消毒剂喷洒或擦拭消毒,垃圾点墙壁、地面应保持清洁,可定期用有效氯浓度为 500mg/L 的含氯消毒液喷洒。

7. 记录和标识。指派专人进行清洁消毒工作的检查，并做好清洁消毒工作记录和标识。

(六) 做好物资准备

做好交通运输工具的检测维护，保证运力充足，优先选择安全技术状况良好的交通运输工具投入运营。为客运站场、交通运输工具工作人员配备消毒剂、体温检测仪。各地交通运输主管部门要加强与卫生健康、工业和信息化等有关部门的对接，及时了解应急物资调拨、人员转运需要，做好应急运输优先通行保障。

三、各类交通运输方式防控措施

(一) 铁路

1. 通过售票控制乘客数量，尽可能安排乘客隔位、分散就座。

2. 在火车站增加体温测量设备，对进出站乘客进行体温检测，体温≥37.3℃的乘客应当在应急区域进行暂时观察，再按照相关规范要求进行处理。

3. 增加候车室和旅客列车卫生间等公用设施清洗消毒频次，有条件时配备速干手消毒剂、感应式手消毒设施。

4. 旅客列车载客前，应当对车厢进行清洁消毒。座椅套等纺织物应当保持清洁，并定期洗涤、消毒处理。

5. 保障候车室和旅客列车车厢空调系统正常，以最大新风量运行。

6. 乘客、乘务员佩戴口罩，乘客保持安静、减少交流。

7. 旅客列车宜配备手持体温检测仪，在适当位置设立应急区域，临时隔离出现发热、干呕等症状乘客。

8. 旅客列车宜配备消毒剂，乘客呕吐时，采用消毒剂对呕吐物进行覆盖消毒，清除呕吐物并使用消毒剂进行物体表面消毒处理。

9. 利用车站电子屏、旅客列车车厢滚动电子屏和广播等开展卫生防护知识宣传。

(二)道路客运

1. 合理组织运力,通过售票、包车团组人数限制,控制乘客数量,尽可能安排乘客隔位、分散就座。

2. 在汽车客运站增加体温测量设备,对进出站乘客进行体温检测,具备条件的汽车客运站设置应急区域,体温≥37.3℃的乘客应当在应急区域进行暂时观察,再按照相关规范要求进行处理。

3. 增加车站公用设施和公共区域的消毒频次,卫生间和洗手池配备消毒液。

4. 车辆每次出行载客前,应当对车厢进行清洁消毒。座椅套等纺织物应当保持清洁,并定期洗涤、消毒处理。

5. 在自然气温、行驶速度等条件允许的情况下,尽量关闭车内空调,开窗通风。若使用空调系统,应当增加清洗消毒频次。适当提高进入服务区停车休息的频次,对客车进行通风换气。

6. 乘客、乘务员和驾驶员佩戴口罩,乘客保持安静、减少交流。

7. 三类以上客运班线客车和客运包车宜配备消毒剂,乘客呕吐时,采用消毒剂对呕吐物进行覆盖消毒,清除呕吐物,并使用消毒剂进行物体表面消毒处理。

8. 在汽车客运站和客运车辆上通过广播、视频、海报等开展卫生防护知识宣传。

(三)水路客运

1. 合理组织运力,通过售票控制乘客数量,尽可能安排乘客隔位、分散就座。

2. 在客运码头增加体温测量设备,对进出站乘客进行体温检测,具备条件的客运码头设置应急区域,体温≥37.3℃的乘客应当在应急区域进行暂时观察,再按照相关规范要求进行处理。

3. 客运码头增加公用设施和公共区域的消毒频次,卫生间和洗手池配备消毒液,保持排风系统正常运行,定期对座椅等公用设施消毒。

4. 有条件的船舶,可在内部咨询台或服务台配备速干手消毒剂;船舶每次出行载客前，应当对船舱、驾驶台等重要场所表面进行清洁消毒。座椅套等纺织物应当保持清洁，并定期洗涤、消毒处理。

5. 船舶行驶过程中，应当使用最大通风量；气温适合的，建议船舱开窗通风，保持室内空气流通。

6. 乘客、船舶工作人员佩戴口罩，乘客保持安静、减少交流。

7. 优化服务流程，简化餐食供应。

8. 船舶宜配备手持体温检测仪，在适当位置设立应急区域，临时隔离出现发热、干呕等症状乘客。

9. 船舶宜配备消毒剂，乘客呕吐时，采用消毒剂对呕吐物进行覆盖消毒，清除呕吐物，并使用消毒剂进行物体表面消毒处理。

10. 在客运码头和船舶上通过广播、视频、海报等开展卫生防护知识宣传。

(四) 民航

1. 如条件允许，在乘客值机时，安排乘客隔位、分散就座。

2. 在机场增加体温测量设备，对进出港乘客进行体温检测，体温 ≥37.3℃的乘客应当在应急区域进行暂时观察，再按照相关规范要求进行处理。

3. 在值机柜台配备速干手消毒剂。

4. 增加客舱乘客经常接触的客舱内物体表面、盥洗室等公用设施擦拭清洁消毒频次。座椅套等纺织物应当保持清洁，并定期洗涤、消毒处理。

5. 检修保障候机厅和机舱空调系统，加强空气流通。航空器飞行过程中，在保障安全的前提下，加强通风；在地面运行期间，使用 APU 系统的气源进行通气。

6. 客舱乘务员佩戴口罩，可携带含醇类消毒湿巾。乘客佩戴口罩，保持安静、减少交流。

7. 通过控制登机时间减少乘客在客舱等待时间。优化服务流程，简化餐食供应。

8. 机舱宜配备手持体温检测仪，在后舱设置应急区域，临时隔离出现发热、干呕等症状乘客。条件允许时，对发热乘客原座位周围前后左右排的乘客配发口罩，并禁止各舱位间人员流动。

9. 对乘客呕吐等状况，必要时使用机载防疫包，按程序进行操作。

10. 在航站楼电子屏、航空器客舱和座椅后面液晶屏等开展卫生防护知识宣传。

(五)城市公共汽电车

1. 根据客流情况，合理组织运力，降低车厢拥挤度。

2. 在自然气温、行驶速度等条件允许的情况下，尽量关闭车内空调，开窗通风。若使用空调系统，应当增加清洗消毒频次。

3. 车辆每次出行载客前应当对车厢进行清洁消毒。

4. 乘客、乘务员和驾驶员佩戴口罩，乘客保持安静、减少交流。

5. 车辆宜配备消毒剂，乘客呕吐时，采用消毒剂对呕吐物进行覆盖消毒，清除呕吐物，并使用消毒剂进行物体表面消毒处理。

6. 在车厢通过广播、视频、海报等开展卫生防护知识宣传。

(六)城市轨道交通

1. 根据客流情况，合理组织运力，降低车厢拥挤度。

2. 在城市轨道交通站增加体温测量设备，对进站乘客进行体温检测，体温≥37.3℃的乘客应当在应急区域进行暂时观察，再按照相关规范要求进行处理。

3. 增加城市轨道交通站公用设施和公共区域的消毒频次，卫生间和洗手池配备消毒液。站厅卫生间等公用设施配备速干手消毒剂，有条件时可配备感应式手消毒设施。

4. 列车每次出行载客前，应当对车厢进行清洁消毒。

5. 加强设备巡检，保障站台和列车车厢通风系统正常运行。

6. 乘客、与乘客接触的城市轨道交通运营服务人员佩戴口罩，乘客保持安静、减少交流。

7. 城市轨道交通站宜配备消毒剂，站内或到站列车上的乘客呕吐时，采用消毒剂对呕吐物进行覆盖消毒，清除呕吐物，并使用消毒剂进行物体表面消毒处理。

8. 在城市轨道交通站厅和列车车厢通过广播、视频、海报等开展卫生防护知识宣传。

(七)出租汽车、网约车

1. 车辆每日出行载客前,应当对车辆内部进行清洁消毒。

2. 司机携带含醇类消毒湿巾,增加车门把手等部位的清洗消毒频次。

3. 在自然气温、行驶速度等条件允许的情况下,尽量关闭车内空调,开窗通风。

4. 司机佩戴口罩,提醒车上的乘客佩戴口罩,并减少交流。

5. 车辆宜配备消毒剂,乘客呕吐时,采用消毒剂对呕吐物进行覆盖消毒,清除呕吐物,并使用消毒剂进行物体表面消毒处理。

6. 通过车载广播、汽车座椅背面张贴宣传海报或提示性标语等方式开展卫生防护知识宣传。

四、应急处置

如发现乘客出现发热、干咳、乏力等新发急性呼吸道传染病可疑症状,应避免继续接触他人,在临时医学观察点或单独隔离观察间执行隔离观察,做好防护,并送当地指定医疗机构就诊排查。

第二节 港口船舶停靠及登船作业人员新发急性呼吸道传染病防控

做好港口船舶停靠及登船作业人员新发急性呼吸道传染病防控健康管理,严防严控境外船舶停靠及登船作业人员传播风险,保障货运港口运输畅通有序运行。

一、总体要求

1. 将港口企业(船舶)范围内船舶靠港、船员、登船作业人员新发急性呼吸道传染病防控工作纳入市口岸联防联控机制管理,落实港口企业(船舶)范围内船舶靠港、船员、登船作业人员以及社区等各方职责。

2. 港口企业要积极在地方政府的协调组织下，落实新发急性呼吸道传染病防控的主体责任，将疫情防控工作与本单位安全生产、职业健康、维稳工作统筹考虑，加强对靠港船舶、登船作业人员的管理，采取更加有力有序、科学周密的举措，严防严控境外船舶停靠及登船作业人员传播风险。

3. 按照早发现、早报告、早治疗的防控基本原则，科学规范实施、分类精准管控等各项防控措施，全面控制疫情传播和蔓延。

4. 密切联系海关、边检等卫生检疫部门和口岸单位，严格按照国家、省和相关管理要求落实防控措施与作业管理要求。

5. 建立货船舶停靠及登船作业人员登船申报制度，做好消毒、通风、卫生清洁，以及作业人员防护等工作，并结合企业实际情况，加强对到港船舶靠泊和人员上下船的管理。

二、船舶停靠及登船作业人员入境健康管理

1. 及时研判新发急性呼吸道传染病对船上船员疫情防控的影响，充分评估船舶及船员入境风险，尽可能降低来自疫情严重国家和地区船员的交接班频次，防范新发急性呼吸道传染病输入风险。

2. 船舶靠港、船员和登船作业人员要根据入境口岸涉外疫情防控要求，制定《登船作业计划》和防护措施，妥善安排船舶入境和登船作业工作。《登船作业计划》应包含离船船员和登船作业人员名单、健康状况、离船时间、目的地、交通方式、家庭住址和联系方式等信息。

3. 船舶靠港、船员和登船作业人员应当督促船员按要求做好船上消毒和船员防护工作。

三、加强对靠港船舶信息的掌握

港口企业应建立防控工作制度并严格执行。加强对靠港船舶信息和登船作业及人员信息的管控，应至少掌握境外疫情严重地区到港船舶下列信息：

1. 靠离动态，船舶轨迹；

2. 船员信息，船员基本情况及健康信息；

3. 检疫情况，船舶防疫措施信息；

4. 船舶靠泊期间人员上下船、物料交付及港内人员接触情况信息；

5. 船舶靠港期间的相关密切接触者信息；

6. 生活污水、压载水处理装置运行信息。

四、规范作业程序及防范措施

1. 作业前，督促船舶做好消毒、通风工作，督促船舶做好靠泊前船员的健康信息收集，及时掌握船员健康状况。

2. 要按照重点船作业要求，每船作业前要组织船前会，做到"一船一议"，形成船前会记录，切实落实有关作业人员防护措施及有关安全作业注意事项。船舶靠泊后，必须经海关、边检等卫生检疫和口岸管理单位的检疫检查并获得作业许可后，方可登船作业。

3. 船舶靠泊期间，加强对上下船通道的管理和人员管控，细化上下船人员管控操作流程，避免作业期间不必要的聚集行为。发现疑似或确诊病例的，码头应督促船方或其代理单位落实相关人员按要求进行隔离或医学观察，配合相关部门做好船舶、有关人员的后续处理工作。

4. 客运码头要密切配合海关、边检等相关单位，落实客轮、邮轮旅客登岸的防疫检测与相关管控措施，加强突发公共卫生事件应急预案的演练，切实提升对突发群体性疫情的应急处置能力。在大型滚装船舶装卸作业的过程中，应按照实际作业条件采取必要的防范措施。

五、加强对相关作业人员的管理

(一) 加强对船员的管理

1. 船舶靠港作业前，若船员出现发热、咳嗽等急性呼吸道传染病症状，检疫、卫生健康等部门应及时开展妥善处置。

2. 督促船方做好对船员的体温等监测。

(二) 加强对登船作业人员的管理

1. 控制登船人员数量，无特殊情况，禁止非作业人员登船。

2. 登船作业人员应佩戴口罩、手套、防护服、护目镜等防护用品；应做好登船作业人员体温检测、健康检查和信息登记。

3. 尽量不与船员接触，若因工作需要必须与船员接触的，应尽量选择在室外空间，且在做好个人防护措施的同时保持安全距离。登船作业人员严禁进入船员生活区域。

4. 作业期间人员需就餐、休息的，应安排作业人员停工返回，禁止在船上作业区域就餐、休息。

5. 登船作业人员下船后须采取消毒措施；工作服、工具也须采取消毒措施，废弃物品集中处理。

6. 加强对登船作业人员的跟踪管理，减少其与未上船人员的接触。

(三)加强对港口引航员的管理

1. 船舶引航工作的过程中，要落实引航员的个体防护措施。引航员应佩戴口罩、手套、防护服、护目镜等防护用品。

2. 要求船方控制驾驶台人数，减少与船员接触机会。

3. 不在船上饮食，避免食用船方食品、饮料。

4. 引航员在离轮过程中，要尽量选择室外通道，避开船员生活区域。

5. 建立引航员健康状况监测机制，加强体温监测。

(朱克京、肖峻峰、戴晓捷、蒋晓晖、徐超龙)

第八章 消毒防护技术

第一节 餐饮场所预防新发急性呼吸道传染病卫生清洁消毒

本节内容适用于各类餐饮场所、集体用餐场所等环境、用品及相关人员的清洁卫生消毒。

一、餐饮场所个人健康卫生

1. 工作人员都应戴口罩，并实行健康监测。若出现发热、乏力、干咳及胸闷等症状，应主动戴口罩到就近的医院发热门诊就诊。

2. 加强宣传教育，设置新发急性呼吸道传染病相关防控知识宣传栏。

3. 洗手间要配备足够的洗手液，保证水龙头等供水设施正常工作。

4. 进入餐饮场所的人员需戴口罩。用餐人员进入餐厅时不要大声说话，饮食时尽量不讲话，以免产生飞沫，用餐前需要洗手。

二、餐厅环境预防性消毒

（一）保持空气清新

1. 自然通风。应尽可能打开门窗通风换气，促进空气流通。通风条件不良的建筑，宜采用风扇加强通风换气。

2. 空调环境保持新风量。使用空调设备的餐厅加大新风量和换气量或开启换气扇及空调新风装置，以增加空气流通。对空调过滤网应每周清洁消毒一次，可用有效氯浓度为 250～500mg/L 的消毒液浸泡 30 分钟后，用清水冲净晾干后使用。

3. 空气消毒。空气质量差时，应加强通风换气，也可采用空气消毒机进行空气消毒。

(二)保持环境物品表面和餐具的清洁

1. 环境物品表面消毒：对高频接触部位，例如门把手、座椅扶手、电梯开关、电梯扶手、座椅、桌面等重点部位，使用有效氯浓度为 250～500mg/L 的消毒液或用 75% 的酒精擦拭重点部位，每日 2 次。餐厅地面用有效氯浓度为 500mg/L 的消毒液拖地，每日 1 次。

2. 餐/茶饮具消毒，方法如下：

(1)首选物理消毒方法，用流通蒸汽 100℃ 作用 10 分钟、煮沸消毒作用 10 分钟，或使用臭氧餐具消毒紫外线、臭氧餐具消毒柜、紫外线消毒箱、自动冲洗消毒洗碗机等方法消毒。

(2)化学消毒，可用有效氯浓度为 250～500mg/L 的消毒液浸泡。

三、厨房预防性消毒

(一)厨房环境和物品表面消毒

1. 厨房地面、墙壁和经常触摸的物品表面，如门把手、台面等，每天进行湿式清洁。必要时用有效氯浓度为 500mg/L 的消毒液进行喷洒处理或擦拭 2～3 遍。

2. 对耐湿物品，必要时用有效氯浓度为 500mg/L 的消毒液进行浸泡 30 分钟。

(二)刀和砧板等炊具的消毒

1. 生熟操作用具分开清洗、消毒。刀和砧板等炊具使用后应清洗消毒。

2. 首选流通蒸汽 100℃ 作用 10 分钟或煮沸消毒作用 10 分钟，不耐热的可用化学消毒法，可用有效氯浓度为 500mg/L 的消毒液进行浸泡 30 分钟，清洗后备用。

(三)冰箱、水池、周转箱等的消毒

存放熟食的冰箱、清洗用水池、放置食品原料的周转箱等应每天清洁,然后消毒。用有效氯浓度为500mg/L的消毒液进行擦拭或浸泡30分钟,用清水擦拭或冲洗后备用。

(四)垃圾消毒

垃圾桶垃圾要及时清运,未清运的垃圾应置于有盖的桶内,用有效氯含量为1000mg/L的消毒液喷洒垃圾桶内外表面。

四、餐饮工作人员预防性消毒

1. 餐饮工作人员工作服消毒:厨师和餐厅服务员的工作服每天应清洗消毒。

2. 餐饮工作人员手卫生:在有下列情形时应洗手:开始工作前,处理食物前,上厕所后,处理生食物后,处理污染的设备或饮食用具后,咳嗽、打喷嚏或擤鼻子后,处理动物或废物后,触摸耳朵、鼻子、头发、口腔或身体其他部位后,从事任何可能会污染双手活动后。

一般情况下,用肥皂或抗菌洗手液在流动水洗手,需要消毒时可用含酒精速干手消毒剂进行手消毒。

五、常见消毒剂及配制

1. 有效氯浓度为500mg/L的消毒剂配制方法:

(1)84消毒液(标识有效氯含量5%):按消毒液:水为1:100比例稀释。

(2)消毒粉(标识有效氯含量12%,20g/包):1包消毒粉加4.8L水。

(3)含氯泡腾片(标识有效氯含量500mg/片):1片溶于1L水。

(4)其他浓度依此类推。

2. 75%酒精消毒液:直接使用。

3. 其他消毒剂:按产品标签标识,以杀灭肠道致病菌的浓度进行配制和使用。

第二节　学校和托幼机构预防新发急性呼吸道
传染病卫生清洁消毒

本节内容适用于托幼机构、普通中小学、职业中学、中等专业和技工学校、各类大专高等院校、校外教育辅导机构等的卫生清洁消毒。

一、个人卫生

1. 教职员工、学生及幼儿要做好健康监护。

2. 新发急性呼吸道传染病疫情流行期间，户外空旷区域且无近距离接触时，可不用佩戴口罩，室内会议室、课室内人员密集空间建议戴一次性医用外科口罩。4 小时或口罩潮湿需更换，若使用一次性普通医用口罩应勤换，使用可复用口罩，应勤洗勤换。有咳嗽症状的人员要佩戴一次性医用外科口罩。

3. 鼓励学生、幼儿多到室外活动，多晒太阳。

4. 加强手卫生。在咳嗽、打喷嚏后，摸公共物品后，餐前便后，接触宠物后，有分泌物污染手时，都要用肥皂或洗手液流动水七步洗手法洗手。必要时也可用快速手消毒液搓揉双手。

5. 食堂工作人员工作时应穿工作服，工作服要每日清洗，如被污物污染，须应及时更换清洗，接触食物时应戴口罩和帽子。

二、环境清洁卫生

1. 校区环境应以清洁卫生为主，预防性消毒为辅。

2. 每天应及时清除校园内落叶、积水、污水、污物等，室内地面应每天至少清洁一次，校园公共卫生间、公用垃圾桶应每天清洁和消毒，及时清倒废弃杂物，避免蚊蝇等病媒生物孳生。

3. 室内场所如教室、图书馆、活动室、休息室等应每天开窗通风，保持空气流通。温暖季节宜实行全日开窗，寒冷季节可在课前和课间休息期间开启教室和走廊的门窗换气，每日至少开窗 2 次，每次 30 分钟以上。通风条件不良的建筑，可采用排气扇进行机械通风换气。

4. 通风条件较差的室内场所,尽量减少人员进出。可采用紫外线灯定期照射消毒。可根据实际需要调整消毒频次。

5. 新发急性呼吸道传染病流行期间,加强校园各类场所如教室、图书馆、活动室、室内体育馆等的日常预防性消毒。校园内出现发热、咳嗽等症状的疑似病例或有聚集性发热病例时,应开展随时消毒和终末消毒。

三、日常预防性消毒

(一)空气消毒

可采用紫外线灯照射或空气消毒机消毒。

1. 紫外线灯照射消毒:在无人条件下开启,每次照射不少于 1 小时,每天 1 次。

2. 空气消毒机消毒:可采用紫外线循环风、高压静电循环风等类型的空气消毒机,按照设备使用说明书操作使用。提倡有人条件下开启使用。

(二)空调滤网

每月清洁消毒一次,过滤网可用有效氯浓度为 250~500mg/L 的消毒剂浸泡 30 分钟后用清水冲净晾干。

(三)地面、物体表面消毒

地面可用有效氯浓度为 250~500mg/L 的消毒剂拖拭,作用 30 分钟后再用清水拖拭干净,对讲台、课桌椅、窗台、角橱、门窗把手、床栏、电话机、开关、洗手盆、坐便器、台面等高频接触的部位可用有效氯浓度为 250~500mg/L 的消毒剂擦拭,作用 30 分钟后再用清水擦拭干净,每天至少 1 次。

(四)集体食堂厨房的清洁消毒

每餐工作完毕,用清洁剂如洗洁精清洁各种厨具餐具表面,并用清水冲洗干净,保持卫生。厨房地面可用有效氯浓度为 250~500mg/L 的消毒剂拖拭,作用

30 分钟后，再用清水洗净，每天至少一次。

(五) 集体食堂餐具消毒

首选餐具消毒器消毒，常用的消毒碗柜有紫外线臭氧消毒碗柜和高温加热消毒碗柜等，按照操作说明书使用；也可用高温蒸汽或煮沸 15~30 分钟消毒，或采用有效氯浓度为 250~500mg/L 的消毒剂浸泡 30 分钟后，再用清水漂洗干净。餐具消毒后应注意保洁。

(六) 手的消毒

学校应在校园内配置足量的洗手设施。新发急性呼吸道传染病疫情期间，学校应配备充足的洗手液，督促学生在入校后、离校前、饭前便后、集体活动前后等均要洗手。洗手时应采用流动水，按照七步洗手法洗手。可根据实际情况配备含醇类快速手消毒液。

(七) 卫生间的消毒

可用有效氯浓度为 250~500mg/L 的消毒剂擦拭门把手、水龙头、马桶按钮、洗手台面等或将有效氯浓度为 250~500mg/L 消毒液放入喷雾器中进行空间及表面喷雾至湿润，作用 30 分钟后开窗通风，清水洗净。

(八) 校车的消毒

无空调的校车应开窗通风，有空调的校车到终点后应开窗通风，校车内座椅、扶手、吊环等表面按要求消毒，车内空调滤网每周清洁消毒一次，滤网可浸泡于有效氯浓度为 250~500mg/L 的消毒剂 30 分钟后用清水冲净晾干后使用，无窗密闭的校车，可在人员清空后用移动紫外线灯照射消毒 1 小时，或可用有效氯浓度为 250~500mg/L 的消毒剂喷雾消毒，作用 30 分钟后，开启空调外循环通风换气。

四、随时消毒

学校发现新发急性呼吸道传染病疑似病例时应及时上报，并对相关环境实施消毒。

1. 消毒人员应做好个人卫生防护，消毒完成后及时清洁消毒双手。

2. 对疑似病例和密接人员的生活用品（包括文具、餐具、洗漱用品等）、随身物品、排泄物、呕吐物（含口鼻分泌物、粪便、脓液、痂皮等）等进行随时消毒。消毒方法可参考如下：

（1）疑似病例和密接人员的生活用品和随身物品可采用有效氯浓度为 500~1000mg/L 的消毒剂消毒。

（2）疑似病例的排泄物和呕吐物消毒：可用含固态过氧乙酸应急呕吐包覆盖包裹，或用干毛巾覆盖后喷洒有效氯浓度为 10000mg/L 的消毒剂至湿润。污物污染的台面和地面应及时消毒，可用有效氯浓度为 1000~2000mg/L 的消毒液擦拭或拖拭，消毒范围为呕吐物周围 2 米，作用 30 分钟。建议擦拭 2 遍。

3. 疑似病例所在班级座位及其前后三排座位用有效氯浓度为 1000~2000mg/L 的消毒剂进行喷雾处理或 2~3 遍的擦拭消毒。

4. 消毒人员填写随时消毒处理记录。

五、终末消毒

发现疑似病例送至医院治疗后，学校环境应进行终末消毒。

六、常见消毒剂及配制

1. 有效氯浓度 500mg/L 的消毒剂配制方法：
（1）84 消毒液（标识有效氯含量 5%）：按消毒液∶水为 1∶100 的比例稀释。
（2）消毒粉（标识有效氯含量 12%，20g/包）：1 包消毒粉加 4.8L 水。
（3）含氯泡腾片（标识有效氯含量 500mg/片）：1 片溶于 1L 水。
2. 75%酒精消毒液：直接使用。
3. 其他消毒剂：按产品标签标识，以杀灭肠道致病菌的浓度进行配制和使用。

七、注意事项

1. 含氯消毒剂对皮肤黏膜有刺激性，配置和使用时应戴口罩和手套。儿童勿触碰。

2. 酒精消毒液使用应远离火源。

第三节　托老机构预防新发急性呼吸道传染病卫生清洁消毒

本节内容适用于养老院、敬老院、医养中心等托老机构的卫生清洁消毒。

一、个人卫生

1. 减少聚集性活动。老年人在室内活动室等人员密集区域建议戴口罩。

2. 鼓励老年人多到室外活动,多晒太阳。

3. 加强手卫生。在咳嗽、打喷嚏后,触摸公共物品后,餐前便后,接触宠物后,有分泌物污染手时,都要用肥皂或洗手液流动水七步洗手法洗手。必要时也可用快速手消毒液消毒手。

4. 营养室工作人员工作前及便后要用肥皂或洗手液,用流动水洗手。工作人员工作时应穿工作服,接触食物时应加戴口罩和帽子。每日清洗工作服,如被污物污染,应及时更换清洗。

二、居室和室内活动场所环境卫生

1. 通风透气。每天至少 2 次开窗通风,每次通风大于 30 分钟。不能自然通风的可加装排气扇等机械通风,排气扇等的排风口不能对准过道等人员经过的地方。

2. 居室和室内清洁消毒。居室和室内活动场所每天清洁 1 次。室内可触及的墙面、大型家具表面、地面等每天进行湿式清洁(扫)。桌面、门把手等经常手接触的物体表面,可用有效氯浓度为 250~500mg/L 的消毒剂擦拭作用 30 分钟后用清水擦净。小件耐湿的物品(如麻将牌等)用有效氯浓度为 250~500mg/L 的消毒剂浸泡 30 分钟后用清水洗净。手机等电子设备、遥控器、鼠标、键盘等电子产品表面用酒精棉球擦拭消毒。

3. 大型健身器械的表面清洁消毒。可以使用洗涤剂或抗菌清洁剂与温水定期清洗,以加强污垢的去除效果。与人体接触部分如扶手、坐垫等要经常用有效氯浓度为 250~500mg/L 的消毒剂擦拭，作用 30 分钟后用清水洗净。

4. 公用餐、茶具等清洁消毒。应严格执行一洗、二刷、三冲、四消毒、五保洁的清洁消毒顺序。消毒可采用热力消毒碗柜消毒或采用有效氯浓度为 250~500mg/L 的消毒剂，浸泡 15 分钟后用清水冲洗干净，晾干后使用。

5. 毛巾、衣服和床上用品等织物的清洁消毒。使用后分类清洗消毒，烘干或太阳下晒干。

6. 未被明显污染的纸质用品(如扑克、图书等)的消毒。应定期拿到太阳底下翻开曝晒消毒，太残旧或明显污染的及时丢弃。

7. 卫生间地面的消毒。应每天用有效氯浓度为 250~500mg/L 的消毒剂喷洒拖擦，再用清水拖地清洁，公用痰盂、便器坐垫可用有效氯浓度为 500~1000mg/L 的消毒剂浸泡或擦拭消毒。

三、出现疑似、确诊病例时的消毒

出现疑似、确诊病例时，应及时将病例转移至观察室并通知医疗机构转诊。病例转移(诊)后，对病例居住的房间、活动的室内环境和隔离室进行消毒。

四、常见消毒剂及配制

1. 有效氯浓度为 500mg/L 的消毒剂配制方法：

(1)84 消毒液(标识有效氯含量 5%)：按消毒液：水为 1∶100 的比例稀释。

(2)消毒粉(标识有效氯含量 12%，20g/包)：1 包消毒粉加 4.8L 水。

(3)含氯泡腾片(标识有效氯含量 500mg/片)：1 片溶于 1L 水。

(4)其他浓度依此类推配制。

2. 75%酒精消毒液：直接使用。

3. 其他消毒剂：按产品标签标识，以杀灭肠道致病菌的浓度进行配制和使用。

第四节　公共场所预防新发急性呼吸道
传染病卫生清洁消毒

本节内容适用于各类公共场所的卫生清洁与消毒，适用公共场所包括：宾馆、旅店、招待所、公共浴室、理发店、美容店、影剧院、录像厅(室)、游艺厅(室)、舞厅、音乐厅、体育场(馆)、游泳场(馆)、展览馆、博物馆、美术馆、图书馆、商场(店)、书店、候诊室、候车(机、船)室与公共交通工具等。

一、公共场所个人健康卫生

1. 工作人员要实行健康监测。若出现发热、乏力、干咳及胸闷等疑似急性呼吸道传染病症状,不要带病上班,应主动戴上口罩到就近医院发热门诊就诊。

2. 加强宣传教育,设置新发急性呼吸道传染病相关防控知识宣传栏。

3. 洗手间要配备足够的洗手液,保证水龙头等供水设施正常工作。

4. 避免组织不必要的室内群体聚集性活动。

5. 对于人流密集、流动性大且通风不良的公共场所(如商场、影院、网吧、KTV 等)应做到以下几点:

(1)严格执行网吧管理规定,严禁未成年人进入网吧,必要时控制网吧人员密度。

(2)强制通风,开窗或使用排气扇换气。

(3)每天使用消毒剂对物体表面(地面、桌椅、电脑键盘、鼠标、麦克风等人体常接触的物体)进行消毒。

6. 进入公共场所的人员需佩戴口罩。

二、公共场所环境清洁卫生

1. 保持环境卫生清洁,及时清理垃圾。

2. 通风换气,保持空气流通。公共场所应尽量打开窗户通风换气,保持空气流通。通风条件不良的建筑,宜采用排风扇等加强通风换气。

3. 使用空调设备的公共场所加大新风量和换气量或开启换气扇及空调新风装置,以增加空气流通。对空调过滤网应每周清洁消毒一次,可浸泡于有效氯浓度为 250~500mg/L 的消毒液中 30 分钟后,用清水冲净晾干后使用。

4. 公用物品及公共接触物品或部位要加强清洗和消毒(随时消毒)。

5. 新发急性呼吸道传染病流行期间,需增加商场等公共场所内清洁消毒频次(至少每半天一次),指派专人进行清洁消毒工作的检查,并做好清洁消毒工作记录和标识。

三、消毒作业方法

1. 日常消毒。公共场所保洁/物管人员在日常清洁时应进行日常预防性消毒，对高频接触部位，例如门把手、座椅扶手、电梯开关、电梯扶手、座椅、桌面、水龙头等重点部位，以及电梯轿厢围壁和门表面可用75%的酒精擦拭，电梯轿厢底板用有效氯浓度为250～500mg/L的消毒液拖地，每日2次。

2. 随时消毒。公共场所在发现新发急性呼吸道传染病疑似病例时，工作人员应开展随时消毒。

(1)消毒人员应做好个人卫生防护，消毒完成后及时消毒双手。

(2)对疑似病例的生活用品(包括餐具、洗漱用品、痰罐等)，病人的排泄物、呕吐物(含口鼻分泌物、粪便、脓液、痂皮等)、病人的随身物品等，用应急呕吐包覆盖包裹，或用干毛巾覆盖后喷洒有效氯浓度为10000mg/L含氯消毒剂至湿润。及时进行封存或区域封闭，他人不得接触，然后对病人座位及其前后三排座位用有效氯浓度为1000～2000mg/L含氯消毒剂进行喷雾处理或2～3遍的擦拭消毒。

3. 废弃口罩消毒。公共场所应设置废弃口罩专用收集桶，商场保洁工作人员对收集桶内用过的废弃口罩按照"其他垃圾"处理前，用有效氯浓度为500mg/L的消毒液喷洒至湿润，消毒30分钟后，再投放至垃圾箱内。

4. 终末消毒。疑似病例转运到定点医院后，对病人曾接触过的地方实施终末消毒。

四、常见消毒剂及配制

1. 有效氯浓度500mg/L的消毒剂配制方法：

(1)84消毒液(标识有效氯含量5%)：按消毒液：水为1：100的比例稀释。

(2)消毒粉(标识有效氯含量12%，20g/包)：1包消毒粉加4.8L水。

(3)含氯泡腾片(标识有效氯含量500mg/片)：1片溶于1L水。

(4)其他浓度依此类推配制。

2. 75%酒精消毒液：直接使用。

3. 其他消毒剂：按产品标签标识，以杀灭肠道致病菌的浓度进行配制和使用。

第五节　居民社区预防新发急性呼吸道 传染病卫生清洁消毒

本节内容适用于居民社区(含居民会所、各类体育场馆、健身馆等活动场所)的消毒。

一、社区环境清洁卫生

1. 社区路面保持整洁清洁，公共活动区域干净卫生，健身器械外表面每天清水清洁。

2. 小区角落不堆积杂物，废弃盆罐彻底清除，安装合格的毒鼠屋，定期投放灭鼠毒饵。

3. 垃圾分类管理，日产日清。

4. 在新发急性呼吸道传染病流行期间，处理普通无症状居民用过的口罩时，先撕烂一角后按里层朝外折叠两次，扯断一根挂耳线，用挂耳线捆扎成型，投放至"其他垃圾"的垃圾箱内。处理居家隔离者以及一般咳嗽症状居民用过的口罩时，先撕烂一角后按外层朝外折叠两次，扯断一根挂耳线，用挂耳线捆扎成型，放入自封袋中，使用有效氯浓度为500mg/L的消毒液喷洒至湿润，或用75%酒精喷洒至湿润后，再投放至"其他垃圾"的垃圾箱内。处理完口罩后要马上用七步法洗手。社区应设置废弃口罩垃圾收集容器，放置在方便市民投放的醒目位置，用于收集废弃口罩。容器应设置醒目文字标识(标明废弃口罩专用)，内设塑料袋内衬，避免废弃口罩与容器直接接触。

二、社区预防性消毒

社区应遵循以日常卫生清洁为主、化学药物消毒为辅的原则。

(一)通风换气，保持空气流通

1. 开放环境的空气一般不必进行特别的消毒处理。对相对密闭的环境，特别是多人活动的室内，应开窗通风。

2. 对不能开窗通风的房间，使用排风扇等机械通风或加大空调系统新风，保证空气流通置换。

3. 空调的过滤网每月应清洁消毒 1 次，可将过滤网浸入有效氯浓度为 250~500mg/L 的消毒液中浸泡 30 分钟，再用清水冲洗晾干。

(二)日常环境清洁消毒

1. 对居民小区、垃圾中转站、社区内会所、各类体育场馆、健身馆等重点场所进行卫生清理，处理垃圾污物，保持环境整洁卫生。

2. 新发急性呼吸道传染病疫情时期需增加清洁消毒频次(每天至少 1 次)，指派专人进行清洁消毒工作的督导检查，做好清洁消毒工作记录和标识。

3. 对高频接触部位，如门窗、门把手、座椅扶手、电梯开关、电梯扶手、更衣柜、卫生间、水龙头等，可使用有效氯浓度为 250~500mg/L 的消毒液擦拭，作用 30 分钟，再用清水擦净。

三、随时消毒

1. 病人呕吐时，可采用专门容器收集，用 84 消毒液(有效氯 5%)按污物与消毒液为 1∶5 的比例混合，或者投放其他含氯消毒粉，使其最终浓度达 10000mg/L 有效氯，作用 2 小时后排入下水道。

2. 如呕吐物、排泄物、分泌物等污染物直接污染地面时，可用干毛巾覆盖后喷洒有效氯浓度为 10000mg/L 的消毒剂至完全湿润。污物污染的台面和地面应及时消毒，可用有效氯浓度为 1000~2000mg/L 的消毒液擦拭或拖拭，消毒范围为呕吐物周围 2 米，作用 30 分钟。建议擦拭 2 遍。

3. 随时消毒后，开窗通风或用排风扇等进行机械通风。

4. 处理污染物前，应戴医用口罩和橡胶手套。处理完毕后及时淋浴更衣。

5. 对疑似病例和密接人员的生活用品(包括文具、餐具、洗漱用品等)、随身物品、排泄物、呕吐物(含口鼻分泌物、粪便、脓液、痂皮等)等进行随时消毒。消毒方法可参考如下：

（1）疑似病例和密接人员的生活用品和随身物品可采用有效氯浓度为 500～1000mg/L 的消毒剂消毒。

（2）疑似病例的排泄物和呕吐物消毒，可用含固态过氧乙酸应急呕吐包覆盖包裹，或上述方法消毒。

四、终末消毒

疑似病例出现明显症状送院治疗后，疑似病例发病前至隔离治疗前所到过的场所，病人停留时间超过一定时间、空间较小且通风不良的场所，应列为疫点，进行终末消毒。疫点一般以一个或若干个住户、同一栋楼等为单位。

五、常见消毒剂及配制使用

1. 有效氯浓度为 500mg/L 的消毒剂配制方法：

（1）84 消毒液(标识有效氯含量 5%)：按消毒液∶水为 1∶100 的比例稀释。

（2）消毒粉(标识有效氯含量 12%，20g/包)：1 包消毒粉加 4.8L 水。

（3）含氯泡腾片(标识有效氯含量 500mg/片)：1 片溶于 1L 水。

（4）其他浓度依此类推。

2. 75%酒精消毒液：直接使用。

3. 其他消毒剂：按产品标签标识，以杀灭肠道致病菌的浓度进行配制和使用。

六、注意事项

1. 含氯消毒剂有皮肤黏膜刺激性，配置和使用时可戴口罩和手套。儿童勿触碰。

2. 使用酒精消毒液时应远离火源，避免着火。

3. 社区和家庭应储备必需的防控物品，如体温计、口罩、消毒用品等。

4. 消毒人员作业时个人防护，预防性消毒不需特别防护，穿工作服、戴普通口罩即可。随时消毒与终末消毒时作业人员需做好个人防护。

第六节 普通居民废弃口罩处理消毒

规范处置废弃口罩，形成收集、清运、处置全封闭链条，防止口罩引起二次污染。

一、废弃口罩分类

普通居民及居家隔离无症状的人佩戴后废弃口罩属于"其他垃圾"。医院内病人、医生、护士、相关工作人员使用过的口罩属于"医疗垃圾"，医疗机构收集的废弃口罩按照医疗废弃物规范处置。

二、使用过的口罩的处理方法

在新发急性呼吸道传染病流行期间，处理普通无症状居民用过的口罩时，先撕烂一角后按里层朝外折叠两次，扯断一根挂耳线，用挂耳线捆扎成型，投放至"其他垃圾"的垃圾箱内。处理居家隔离者、有一般咳嗽症状居民用过的口罩时，先撕烂一角后按外层朝外折叠两次，扯断一根挂耳线，用挂耳线捆扎成型，放入自封袋中，使用有效氯浓度为 500mg/L 的消毒液喷洒至湿润，或用 75% 酒精喷洒至湿润后，再投放至"其他垃圾"的垃圾箱内。处理完口罩后要马上用七步法洗手。

三、废弃口罩的收运处置

居民小区、公共场所、机关企事业单位等应结合实际，因地制宜设置废弃口罩垃圾收集容器，放置在方便市民投放的醒目位置，用于收集废弃口罩。容器应设置醒目文字标识(标明废弃口罩专用)，内设塑料袋内衬，避免废弃口罩与容器直接接触。

四、环卫工作个人防护

环卫工人在收集废弃口罩时，需穿专用工作服，戴橡胶防护手套，戴一次性医用外科口罩。

五、废弃口罩收集容器的消毒

对容器及废弃口罩先消毒后装车。可使用有效氯浓度为 500~1000mg/L 的消毒剂对容器和口罩进行喷雾处理，然后扎紧装有废弃口罩的袋子，再装上转运垃圾车。坚持每天收运 1 次、对收集容器消毒 2 次（收集前一次，收集后一次）。

六、常见消毒剂配制方法及注意事项

1. 有效氯浓度为 500mg/L 的消毒剂配制方法

（1）84 消毒液（标识有效氯含量 5%）：按消毒液∶水为 1∶100 的比例稀释。

（2）消毒粉（标识有效氯含量 12%，20g/包）：1 包消毒粉加 4.8L 水。

（3）含氯泡腾片（标识有效氯含量 500mg/片）：1 片溶于 1L 水。

（4）其他浓度依此类推配制。

2. 注意事项：含氯消毒剂对皮肤、黏膜有刺激性，配制和使用时应戴口罩和手套。儿童勿触碰。

（王松、黄利群、郭一童、梅文华、徐超龙）

名 词 解 释

急性呼吸道传染病：由传染性致病原导致的、可以从人传染人的急性呼吸道疾病，包括上呼吸道或下呼吸道疾病。根据急性呼吸道疾病致病原、环境和宿主因素，可能导致从无临床症状或轻度感染到严重及致死性疾病等一系列疾病，通常起病急，从几小时到几天。症状包括发热、咳嗽，通常伴咽喉疼痛，流涕，气促，气喘或呼吸困难。可能引起关注的急性呼吸道疾病涉及：（1）与冠状病毒相关的严重急性呼吸道综合征；（2）造成人类感染的新型流感；（3）可能引起大规模暴发并且发病率高和病死率高的新型急性呼吸道疾病等。

新发急性呼吸道传染病：由新种或新型病原微生物主要通过鼻腔、咽喉、气管等呼吸道感染并侵入机体引起的传染病。广义上可分为两类：（1）已经绝迹或控制住，但现在又在全球许多地方重新出现的传染病；（2）以前没有，而现在新出现的传染病。

全健康：全健康（One Health，又译为"同一健康""大健康"），该理念是指通过跨学科、跨部门、跨地区协作来预防新发传染病，保障人类健康、动物健康和环境健康，这是国际上最新公共卫生的理念。这一理念得到了世界卫生组织、世界粮农组织、世界动物组织的高度关注和支持，并且为传播这一理念开展相应行动。

健康管理：对个体或群体的健康进行全面监测、分析、评估，为其提供健康咨询和指导，以及对健康危险因素进行干预，为个体或群体提供全方位健康服务的全过程。具体是指以现代健康概念（生理、心理状况和社会适应能力完好）和新的医学模式（涵盖生理、心理、社会适应等方面）以及中医"治未病"思想为指导，通过采用现代医学和现代管理学的相关理论、技术、方法和手段，对个体或群体的健康进行全面检测、分析、评估，为其提供健康咨询和指导，以及对健康危险因素进行干预的全过程，其目的是以最小的投入获取最大的健康效益。

突发公共卫生事件：突发事件的一种，是指突然发生，造成或者可能造成社会公众健康严重损害的重大传染病疫情、群体不明原因疾病、重大食物和职业中毒以及其他严重影响公众健康的事件。该类事件的发生和发展受物理、社会、环境因素等多种原因的影响，即出现了超出常规应对能力的健康危害事件。

大流行：指疾病在全球范围流行，或者在一个非常广泛的区域流行，跨越了几国边界，并波及大规模的人群。

空气传播：是指由于包含了传染性病原体的飞沫核长时间大范围地悬浮在空气中，所导致的疾病传播。经空气传播可以进一步分为专门经空气传播和优先经空气传播。专门经空气传播是指在自然通风状态下，病原体只通过飞沫核沉积传播(如肺结核)。优先经空气传播，是指病原体可通过多种途径传播，但主要通过飞沫核传播(如麻疹、水痘)。

接触传播：可以是直接的，也可以是间接的。直接接触传播包括在感染者或携带者与易感者之间通过体表间直接接触及物理传递而传播微生物。非直接接触包括接触易感者，但是由于易感者具有受污染媒介(如受污染的手)而导致微生物的传播。

气溶胶传播：气溶胶是当气流从液体薄层表面经过时，在气-液界面产生的微小粒子。粒子的大小和气流的速度成反比。因此，当某项操作产生高速气流经过呼吸道黏膜和上皮时，就有可能产生微小气溶胶。感染性呼吸道气溶胶分为飞沫和飞沫核两类，飞沫是直径>5μm的呼吸道气溶胶，飞沫核是直径≤5μm的呼吸道气溶胶。日常生活中可以产生气溶胶的形式有很多，比如说话、咳嗽、呼吸、打喷嚏、吐痰、呕吐。气溶胶传播是某些病毒的传播方式之一。病毒可以附着在尘埃、飞沫上，也可以附着在失去水分的飞沫核上，以气溶胶的形式进行"空气传播"。

飞沫传播：飞沫是指直径>5μm的含水颗粒，咳嗽、打喷嚏、大声说话，均可从口腔或鼻腔喷出飞沫，距离<1m的人际接触，常可吸入对方喷出的飞沫。医护人员在对患者进行吸痰操作、支气管镜检查或气管插管，给患者翻身、拍背或进行心肺复苏时，也可能吸入患者喷出或咳出的飞沫。患者或病毒携带者喷出的

飞沫中，可含有多种致病微生物，人在吸入这些飞沫后，有可能造成感染。

清洁：是指用物理方法清除设备或物体表面的污物，比如使用表面活性剂、洗涤剂和水，或者使用适当媒介的基于能量的操作过程(如超声清洁器)。

消毒：是指消灭除了细菌孢子外所有病原微生物的过程，最大限度地降低了感染风险。

医疗废弃物：被认为是具有传染性的废弃物，是指可以引起人类感染的有害废弃物。包括：受污染的动物性废弃物，人血及血制品，来自隔离区域的废弃物，病理学废弃物(如人体组织)，废弃的医用锐器(针头、外科手术刀或者其他受损医学器械)等。

环境机械通风：使用机械将空气推进和排出某一空间，和/或合理处理建筑物或房间的循环空气。

环境自然通风：自然通风是通过自然的力量将室外空气引进和排放。自然力量可以是风力或者由于室内外空气密度差产生的压力。

手卫生：为洗手、卫生手消毒和外科手消毒的总称。常规手卫生是指，如果没有明显的污垢，使用速干手消毒剂，或用肥皂和清水洗手，使用一次性纸巾擦干；如果手部有明显污垢，或被血液、体液污染，或有破损皮肤暴露于可能的传染性物质，应用肥皂和清水彻底清洗手部。手卫生是卫生保健机构内预防控制疾病传播的最重要措施之一，也是标准预防的主要组成部分。尽管操作简单，但许多研究表明，手卫生的依从性很低。手卫生的实施很复杂，需要不断加强，需要多学科小组的协调。

医用防护口罩：指可以有效过滤空气当中微粒的一种口罩，可以预防某些呼吸道传染性微生物传播，可以有效阻隔一些飞沫、血液、体液分泌物等的一种自吸过滤式防尘医用防护用品。

外科口罩：为一种手术口罩或操作口罩，用于防止医护人员感染可通过飞沫传播的病原体，或者在进行可能发生血液、体液、分泌物或排泄物飞溅的医疗活动时用作面部防护。

医学观察：指对曾经与传染病人或者疑似传染病人有密切接触的人(密切接触者)按传染病的最长潜伏期采取隔离措施，观察其健康状况，有否染病可能，以便对这些人在疾病的潜伏期和进展期内获得及早诊断治疗与救护，又可减少和避免将病原体传播给健康人群。

密切接触者：对疑似病例和确诊病例症状出现前，与其有近距离接触但未采取有效防护的人员。如共同居住生活人员；直接照顾者或提供诊疗、护理服务者；探视病例的医护人员、家属或其他有近距离接触的人员；在同一空间内实施可能会产生气溶胶诊疗活动的医护人员；在办公室、会议室、车间、班组、宿舍、教室等同一场所有近距离接触的人员等。

预防性消毒：指未发现传染源而对可能受到病原体污染的场所、环境、物品和人体所进行的消毒。如饮水消毒、餐具消毒、手消毒等。

"四害"：指苍蝇、蚊子、老鼠、蟑螂，是一些传染病的传染源和传播媒介。

七步洗手法：第一步(内)洗手掌：掌心相对，手指并拢相互揉搓；第二步(外)洗背侧指缝：手心对手背沿指缝相互揉搓，双手交换进行；第三步(夹)洗掌侧指缝：掌心相对，双手交叉沿指缝相互揉搓；第四步(弓)洗指背：弯曲各手指关节，半握拳把指背放在另一手掌心旋转揉搓，双手交换进行；第五步(大)洗拇指：一手握另一手大拇指旋转揉搓，双手交换进行；第六步(立)洗指尖：弯曲各手指关节，把指尖合拢在另一手掌心旋转揉搓，双手交换进行；第七步(腕)洗手腕：揉搓手腕，双手交换进行。最后在流动水下彻底冲净双手，用手捧水将水龙头冲洗干净，将其关闭；用干净的毛巾或纸巾擦干双手，要防止手在擦干过程中再次受到污染。

疫点：指病原体从传染源向周围播散的范围较小或者单个疫源地。疫点一般以一个或若干个住户、一个或若干个办公室、列车或汽车车厢、同一航班、同一病区、同一栋楼等为单位。

疫区：指传染病在人群中暴发、流行，其病原体向周围播散时所能波及的地区。疫区由许多相互连接的疫源地所组成，其范围大小受传播方式和环境条件的限制。一般以社区/村、街道/乡镇、县区等为单位。

随时消毒：指疫源地内有传染源存在时，对传染源排出的病原体可能污染的环境和物品进行及时消毒。目的是及时杀灭或去除传染源所排出的病原微生物。

终末消毒：指传染源出院、转移、死亡而离开疫源地后，对疫源地进行的一次彻底的消毒处理。目的是彻底杀灭传染病人所污染的住所和各种物体上存活的病原体，达到无害化。

重点场所：指人员密集、空间密闭，容易发生聚集性疫情的场所，如车站、口岸、机场、码头、公共交通工具(汽车、火车、飞机和地铁)、物流园区，农贸(集贸)市场、宾馆、商场超市、健身娱乐场所、理发洗浴场所、影剧院、体育场馆、图书馆、博物馆、美术馆、棋牌室、封闭游船，以及商品展销与售后服务场所、会议中心、宗教活动场所等。

重点机构：指维持社会正常运转或容易发生聚集性疫情的机构，包括党政机关、企业和事业单位、医疗机构、儿童福利领域服务机构、养老院、护理院、监管场所、高等学校、中小学校、托幼机构、培训机构、劳动密集型企业和工地等。

重点人群：指重点场所和重点机构的工作人员、感染风险较高或抵抗力较低的人群，包括医务人员，移民、海关、市场监管系统一线人员，警察、环卫工人、保安、保洁员、口岸交通运输从业人员、快递外卖人员、水电煤气等工作人员，疫情防控工作人员、流浪乞讨人员、零散装修与建设施工人员、老年人、慢性基础性疾病患者、孕妇、儿童、伤残人士等人群。

参 考 文 献

[1]李玉莲，蔡益民．新发呼吸道传染病流行特点及应对策略[J]．重庆医学，2020，（15）：2455-2458．

[2]朱叶飞．新发呼吸道传染病及其应对策略[J]．江苏预防医学，2015，（4）：54-57．

[3]张耿林，高志良．新发传染病及防控策略[J]．中国病毒病杂志，2018，8（4）：252-256．

[4]贾其莹．新发急性呼吸道传染病的健康管理及其防控[J]．中国保健营养，2019，29(31)：309-310．

[5]贾淑娟．新发呼吸道传染病特点及防护[J]．齐鲁护理杂志，2010，16(22)：53-55．

[6]林丽丽．重大公共卫生事件下的智慧城市建设思考[J]．产业与科技论坛，2021，1(23)：188-189．

[7]金伟斌，卢建华，吴建国．基于健康管理的新发急性呼吸道传染病社区防控策略[J]．医学与社会，2011，24(2)：49-51．

[8]江春霞，周璠，任文萍．健康管理的新发急性呼吸道传染病社区防控策略研究[J]．国际感染病学(电子版)，2019，8(04)：257-258．

[9]金伟斌．健康管理在社区新发急性呼吸道传染病防控中的应用研究[D]．南京：南京医科大学，2011．

[10]刘民．常态化防控下的精准健康管理[J]．中国卫生，2020(11)：84-85．

[11]赵瑞瑞，周光清．我国城市社区健康管理的现状与展望[J]．中国医药导报，2020，17(28)：194-197．

［12］李自慧，赵琦，赵根明，等．上海市新发急性呼吸道传染病风险评估预警指标体系构建［J］．上海预防医学，2021，33（07）：588-592，615.

［13］刘玉洁，杨景奎，刘璐．大规模疫苗接种的组织和室内环境感染控制［J］．中国基层医药，2011，18（9）：1286.

［14］朱仁义，孙晓东，田靓．新发呼吸道传染病消毒与感染控制［M］．北京：人民卫生出版社，2020.

［15］赵康峰，王先良．新发呼吸道传染病防控技术问答［M］．北京：人民卫生出版社，2020.

［16］河南省卫生健康委员会．新发呼吸道传染病护理实践指南［M］．郑州：河南科学技术出版社，2020.

［17］FAUCI A S. Emerging and reemerging infectious diseases：the perpetual challenge［J］. Acad Med, 2005, 80（12）：1079-1085.

［18］KAHN L H. Perspective：the one-health way［J］. Nature, 2017, 543（7647）：s47.

［19］杜玉开，龚洁，吴风波．武汉医疗卫生机构健康管理工作指南［M］．北京：人民卫生出版社，2018.

［20］廖春晓，李立明．"同一健康"的发展与实践［J］．中华流行病学杂志，2022，43（7）：987-995.

［21］唐正松，顾靖．探讨呼吸道传染病的传播特点与预防控制措施分析［J］．中国农村卫生，2021（24）：6-7，13.

［22］杨津，冯录召，赖圣杰，等．急性呼吸道传染病症状监测及预警技术的现状与展望［J］．中华流行病学杂志，2023，44（1）：60-66. DOI：10.3760/cma. j. cn112338-20220706-00606.

［23］杨维中，张婷．高度不确定新发传染病的应对策略和措施［J］．中华流行病学杂志，2022，43（5）：627-633. DOI：10.3760/cma. j. cn112338-20220210-00106.

［24］周岚．探讨呼吸道传染病的传播特点与预防控制措施分析［J］．中国保健营养，2019（20）：315.

［25］刘婧姝，张晓溪，郭晓奎．全健康的起源、内涵及展望［J］．中国寄生虫学

与寄生虫病杂志，2022，40（1）：1-11.

[26]潘锋."同一健康"是维护人类生命健康的新策略——第697次香山科学会议主题聚焦[J].中国医药导报，2022（6）：1-5.

[27]何健，郭照宇，周晓农.以全健康理论提升我国应对突发公共卫生事件的能力[J].中华流行病学杂志，2022，43（10）：1545-1553.

[28]邓强，陆家海.同一健康与人类健康[J].科学通报，2022，67（1）：37-46.

[29]臧少敏.树立"大健康"理念，丰富健康管理内涵[J].老龄科学研究，2016，4（10）：3-8.

[30]周杨.习近平"大健康"理念的实践路径研究[J].天中学刊，2023，38（1）：9-16.

[31]马丽萍.新发急性呼吸道传染病的感染控制措施[J].中国保健营养（下旬刊），2013（8）：4388.

[32]李慧敏，刘婧姝，王希涵，等.基于全健康理念的新发传染病综合监测预警体系：结构与创新[J].中国寄生虫学与寄生虫病杂志，2022，40（5）：572-578.

[33]王湘，齐波，徐志凯，等.从艾滋病到新冠肺炎：新发病毒性传染病流行现状概述[J].中国国境卫生检疫杂志，2020，43（5）：377-379.